LAPARO-HYSTÉROPEXIE

CONTRE LE

PROLAPSUS UTÉRIN

(NOUVEAU TRAITEMENT CHIRURGICAL DE LA CHUTE DE L'UTÉRUS)

PAR

Paul DUMORET

Ancien interne en médecine et en chirurgie des hôpitaux de Paris,
(Beaujon, Pitié, Charité, Bichat),
Ancien aide d'anatomie prose de la Faculté de médecine,
Médaille de bronze de l'Assistance publique.

AVEC 9 FIGURES DANS LE TEXTE

PARIS

AUX BUREAUX
DU PROGRÈS MÉDICAL
14, RUE DES CARMES, 14

E. LECROSNIER ET BABÉ
ÉDITEURS
PLACE DE L'ÉCOLE DE MÉDECINE

1889

LAPARO-HYSTÉROPEXIE

CONTRE LE

PROLAPSUS UTÉRIN

(NOUVEAU TRAITEMENT CHIRURGICAL DE LA CHUTE DE L'UTÉRUS)

PAR

Paul DUMORET

Ancien interne en médecine et en chirurgie des hôpitaux de Paris,
(Beaujon, Pitié, Charité, Bichat),
Ancien aide d'anatomie prov^{re} de la Faculté de médecine,
Médaille de bronze de l'Assistance publique.

AVEC 8 FIGURES DANS LE TEXTE

PARIS

AUX BUREAUX
DU PROGRÈS MÉDICAL
11, RUE DES CARMES, 11

E. LECROSNIER ET BABÉ
ÉDITEURS
PLACE DE L'ÉCOLE-DE-MÉDECINE

1880

DU MÊME AUTEUR

Une Observation d'étranglement interne traité par la méthode de Boudet de Paris. (In Thèse de Poupon, Paris, 1885.)

Traitement de l'Hydrocèle par les injections de chlorure de zinc. Deux observations. (In Thèse de Lerond, Paris, 1886.)

Observation de grossesse extra utérine. (Bulletins de la Société Anatomique, 1886.)

Note sur une ligature de la carotide externe au cours de l'ablation d'un polype naso-pharyngien. Hémostase sans formation de caillot. (Présentation à la Société Anatomique, 1886.)

Ostéomyélite chronique d'emblée du tibia chez un vieillard. (In Bullet. Soc. Anat., 1887.)

Epithélioma du rein ayant simulé un kyste de l'ovaire. (En collaboration avec le Dr Poupinel.) (Soc. Anat., 1888.)

Fractures multiples du larynx. (Ib., 1888.)

Cancer de l'estomac. Gastrostomie. (Présentation à la Société Anat., 1888.)

Fractures du col chirurgical de l'humérus. Sept observations. (In Thèse de Decamp, Paris, 1888.)

Contribution à l'étude de quelques points de l'hystérectomie abdominale. (Sous presse.)

Que notre éminent et vénéré maître, M. le professeur Trélat, dont nous avons été l'interne, agréé l'assurance de notre profonde gratitude pour le bienveillant intérêt qu'il nous a toujours montré; nous le remercions bien vivement du grand honneur qu'il nous fait en acceptant la présidence de cette thèse.

LAPARO-HYSTÉROPEXIE

CONTRE

LE PROLAPSUS UTÉRIN

AVANT-PROPOS

Nous nous proposons d'étudier dans cette thèse un nouveau mode de traitement du prolapsus utérin, l'Hystéropexie. L'idée première de ce travail appartient à M. Félix TERRIER et nous voulons avant tout exprimer à notre cher maître notre profonde gratitude.

C'est lui qui a guidé notre rédaction : ce sont ses idées que nous y développons, ses conclusions que nous adoptons ; et, si cette étude offre quelque intérêt, c'est à lui qu'en revient tout le mérite.

Pendant l'année précieuse que nous venons de passer à l'hôpital Bichat nous avons pu observer deux malades atteintes de prolapsus utérin traité par l'hystéropexie. Leurs observations, jointes à trois cas inédits qui nous ont été confiés par MM. Terrier, Tuffier, Segond, et à celles qui ont été publiées jusqu'à ce jour (du moins si nos recherches bibliographiques n'ont pas été incomplètes), forment un total de 25 hystéropexies sur lesquelles se base notre travail.

En cherchant à dresser le bilan des faits à l'actif de l'hystéropexie, nous abordons un sujet né d'hier, encore à l'étude. Il serait désirable d'apporter ici un nombre de faits plus considérables que celui que nous soumettons à nos juges : mais nous ne pouvons, vu son jeune âge, demander à la nouvelle méthode ce que l'on serait en droit d'attendre de ses rivales plus anciennes.

Nous voulons seulement montrer où en est la question.

Le petit nombre de faits que nous avons pu enregistrer nous empêchera de poser des conclusions absolument fermes ; nous ne nous dissimulons pas qu'elles pourront être modifiées ultérieurement, car les résultats acquis valent en clinique toutes les considérations spéculatives et théoriques les mieux édifiées.

Nous réclamons donc toute la bienveillance de nos juges et nous les prions de tenir compte de notre but : METTRE LA QUESTION AU POINT.

Mais, avant d'entrer en matière, c'est pour nous un devoir d'exprimer notre plus vive reconnaissance aux maîtres qui nous ont guidé au cours de nos études médicales : à nos maîtres dans l'internat, MM. les Dʳˢ Cruveilhier, Polaillon, Terrier, et M. le professeur Trélat ;

A MM. les Dʳˢ Delens, Segond, Quénu, Richelot, Schwartz, Kirmisson, Moutard-Martin, Luys, Bergé, Nélaton, Troisier, à M. le professeur Straus.

Que M. Luys agrée l'assurance de notre gratitude pour la bienveillance qu'il nous a toujours montrée.

Que notre cher maître, M. Terrier, reçoive tous nos remerciements pour la faveur qu'il nous a faite en nous accordant notre quatrième année d'internat ; il restera

toujours pour nous le modèle du chirurgien antiseptique et nous nous efforcerons de nous souvenir des
beaux résultats que nous avons vus dans son service de
Bichat.

MM. Delens et Polaillon, auprès desquels nous avons
eu la bonne fortune de passer successivement une année
entière, nous ont toujours témoigné la plus grande bienveillance ; nous les assurons de notre respectueux dévouement.

Nous n'oublierons jamais que M. Segond nous a constamment guidé, presque depuis le début de notre vie
médicale ; il a été pour nous plus qu'un maître ; il sait
quelle est notre reconnaissance et nous sommes heu-
reux de lui adresser l'hommage d'une affection et d'un
dévouement qui ne suffiront jamais à nous acquitter.

Nous manquerions à tous nos devoirs si nous ne
remercions aussi *tout particulièrement* M. le D' Quénu,
du bienveillant intérêt qu'il nous a toujours prodigué,
et nous nous félicitons vivement d'avoir commencé et
terminé notre internat sous sa direction ; nous lui con-
servons affection et respect.

Que M. Routier, chirurgien des hôpitaux, veuille bien
agréer l'expression de la gratitude de son ancien béné-
vole qui aimera toujours à se rappeler des bontés de son
premier interne.

Nous adressons le même souvenir à M. Arnozan,
agrégé de la Faculté de Bordeaux ; la distance nous a
séparés, mais nous nous souviendrons toujours qu'il a
guidé nos premiers pas dans la carrière médicale ; nous
ne pouvions commencer sous de meilleurs auspices. Il
a en nous un élève dévoué et respectueux.

Nous avons trouvé auprès de M. Ricard, alors qu'il était prosecteur à l'amphithéâtre de Clamart, une grande affabilité, il ne nous a jamais ménagé ses leçons et ses conseils. Nous nous félicitons vivement d'avoir eu un maître aussi habile pour nous diriger dans nos premiers exercices de médecine opératoire. Que le jeune chirurgien des hôpitaux et agrégé de la Faculté nous permette de l'assurer de notre affectueux dévouement.

Nous garderons toujours le meilleur souvenir des cordiales relations que nous avons eues avec notre ami Barette, ancien chef de clinique de la Faculté, et de l'année que nous avons passée ensemble.

MM. Pozzi et Tuffier, chirurgiens des hôpitaux et professeurs agrégés, viennent de nous communiquer deux observations inédites; nous leur en sommes très reconnaissant.

Nous tenons aussi à remercier tous ceux qui nous ont aidé dans ce travail et particulièrement notre excellent collègue et ami Marcel Baudouin, qui nous a donné plusieurs indications bibliographiques importantes. Nous associons à nos remerciements notre ancien collègue, le Dr Poupinel, pour tous les renseignements qu'il nous a si obligeamment fournis et M. Michel Barbier dont le concours nous a été si utile. Nous devons une mention spéciale à M. Millot pour l'habileté avec laquelle il a dessiné nos planches et à notre imprimeur, M. Davy, pour le soin qu'il a apporté à l'impression de notre thèse.

INTRODUCTION

Le prolapsus utérin constitue une affection assez
commune et, sinon incompatible avec la vie, tout au
moins associée à des accidents multiples pouvant devenir
de véritables complications.

L'histoire de ces dernières doit entrer pour une large
part dans le prolapsus utérin, surtout lorsqu'il s'agit de
discuter les moyens d'action. L'union intime du bas-
fond de la vessie avec la région cervicale de l'utérus fait
de la cystocèle la compagne inséparable du prolapsus.
Cette cystocèle elle-même est le point de départ de complications reconnaissant toutes un trouble dans l'urina-
tion : écoulement incessant de l'urine, ulcérations douloureuses, cystite chronique ; lésions ascendantes du côté
du rein, du bassinet. Signalons, à côté de la rectocèle,
un autre accident bien plus fâcheux, le relâchement des
divers tissus entrant dans la composition du périnée,
ce relâchement pouvant déterminer une véritable éventration du périnée qui n'existe plus qu'à l'état de vestige.

Ces accidents que peut produire le prolapsus rendent
compte des efforts tentés par les chirurgiens contre
cette affection. Mais il faut l'avouer, bien difficile question que celle du traitement. Quelqu'en soit le degré,
tout utérus prolabé doit être réduit et maintenu réduit.
Il va sans dire que la réductibilité et le maintien doivent
être possibles. C'est ce qui précisément le plus souvent

est difficilement réalisable. Il existe une sorte, qu'on nous passe l'expression, de *diathèse atonique* de tout le système musculaire et ligamenteux principal et accessoire préposé au soutien de l'utérus.

Il serait trop long d'énumérer tous les moyens préconisés pour lutter contre le prolapsus : hydrothérapie, électricité, injections astringentes ; puis viennent les tuteurs mécaniques, les pessaires qui ont régné longtemps sans conteste et vivaient en pleine quiétude il y a quelque temps encore ; nos maîtres, M. le professeur Trélat et M. Terrier sont les seuls qui aient osé élever la voix contre leur emploi, et, pour notre part, nous nous rallions entièrement à l'ostracisme lancé contre ce moyen de contention qui n'est que palliatif et de plus favorise la septicité et peut même déterminer d'autres accidents ; témoin le cas que M. Lannelongue, de Bordeaux, relate dans ses cliniques, d'une malade de son service qui, pour ne pas avoir surveillé l'usage d'un pessaire, eut une grave perforation de la cloison vésico-vaginale et fut atteinte d'un volumineux calcul développé dans une arrière-cavité vésicale formée par ce même pessaire qui avait en partie pénétré dans la vessie et déprimé fortement ses parois.

Je ne ferai pas l'énumération des divers appareils employés ; elle serait fastidieuse. Que prouve d'ailleurs le nombre de ces appareils ? *Ne constitue-t-il pas une preuve irrécusable de leur impuissance ?*

Différents procédés chirurgicaux ont été également imaginés et tous ont comme idée-mère l'atrésie du vagin résultant de cicatrices accidentelles. Tous, en effet, sont basés sur des pertes de substances pratiquées à des hauteurs variables ; mais le but proposé est toujours le même : *rétrécir circulairement le conduit vaginal pour arrêter l'utérus dans sa chute.*

Tantôt le bistouri est en honneur, d'autres fois on emploie les caustiques; mais la conception est toujours la même, qu'il s'agisse de l'élytrorrhaphie ou de l'épisiorrhaphie, de l'infibulation ou de l'épisio-périnéorrhaphie.

Quelques auteurs, Scanzoni entre autres, ayant remarqué une diminution notable de prolapsus après une poussée de pelvi-péritonite engendrant des adhérences solides, imitèrent la nature et, de propos délibéré, provoquèrent une pelvi-péritonite adhésive fixant l'utérus dans le bassin; mais les dangers de cette méthode étaient trop graves et les succès trop illusoires pour qu'une saine et honnête chirurgie lui prêtât son concours.

Le rétrécissement du vagin a donné lieu à une technique opératoire des plus variées : élytrorraphie supérieure (Velpeau, Sims, Emmet), ou inférieure (Malgaigne), cloisonnement du vagin (L. Lefort); cautérisations au nitrate acide de mercure (Laugier), au fer rouge (Velpeau), à l'acide sulfurique (Selnow), ligature, colpodermorrhaphie (Bellini), pincement simple ou caustique (Desgranges, Nélaton), l'infibulation (Aran), oblitération ou rétrécissement de la vulve et du périnée (opérations de Mende, Fricht, de Baker-Brown).

Toutes ces méthodes n'ont pas donné le résultat durable que l'on en attendait; et, en dépit de tous les efforts qu'il a suscités, de la dépense de travail, d'habileté opératoire, de conception de procédés, le prolapsus semblait défier toute thérapeutique active. Il semblait que toutes les tentatives opératoires eussent épuisé la matière et qu'il ne restât plus rien à trouver de ce côté, la cure radicale de l'utérus prolabé devenant *une véritable chimère*. Mais une nouvelle ère s'ouvrait: l'antisepsie et l'IMPORTATION du pansement antiseptique, en réduisant les risques opératoires au minimum, dotaient le prolapsus utérin d'un nouveau mode de traitement, l'Hystéropexie lui devant le jour.

En effet, l'histoire du traitement chirurgical du prolapsus se rattache directement à celle de la laparotomie pour les affections utéro-ovariennes.

Les mêmes craintes justifiées par les mêmes désastres avaient arrêté jusqu'à nos jours l'essor de la chirurgie abdominale. Le péritoine, à cause de sa grande étendue, de son infection facile, de ses propriétés absorbantes incontestées, constituait une sorte de *noli me tangere*. Malheur aux chirurgiens assez audacieux pour porter sur lui une main sacrilège; la septicémie devenait bientôt leur lot.

Mais la révolution amenée par l'antisepsie dans les méthodes opératoires, dans les pansements, a modifié profondément la question qui nous occupe et l'a placée sur un terrain nouveau.

Quel changement aujourd'hui! Quel contraste! Il suffit d'avoir vu opérer des chirurgiens imbus des principes antiseptiques, pour être convaincu que l'ouverture du péritoine (à condition toutefois que les règles de l'antisepsie soient scrupuleusement observées) est une opération sans péril, dont le chirurgien le plus consciencieux ne peut refuser le bénéfice à son malade.

Grâce à l'extension de la méthode antiseptique, des affections jadis réputées incurables sont maintenant traitées et guéries; le prolapsus utérin est du nombre de ces dernières.

— 13 —

Pour les anciens et même jusqu'il y a vingt ans, l'ouverture de l'abdomen était l'épouvantail des chirurgiens qui professaient à son égard un respect mêlé d'une grande crainte, légitimée alors, il faut bien le dire. Mais de jour en jour, comme on l'a écrit quelque part, « la cuirasse péritonéale tend à devenir un voile léger que le chirurgien sous l'égide antiseptique peut diviser en tout point pour appliquer sa thérapeutique aux viscères abdominaux (Truc) (1). » Aussi, quelle responsabilité effrayante assumée par le chirurgien qui repousse de parti pris l'antiseptie ! L'avenir lui en tiendra un compte sévère et ce sera justice.

L'utérus prolabé a largement bénéficié de la vulgarisation de la laparotomie, et, nous le répétons, l'antisepsie a engendré l'Hystéropexie. Nous allons aborder l'étude de cette dernière.

Le travail de contrôle, auquel nous avons soumis l'hystéropexie, a pour base les observations qui figurent à la fin de notre thèse. Nous nous sommes astreint à traduire toutes les observations que nous avons pu recueillir sur ce nouveau mode de traitement du prolapsus ; ce travail nous a été facile en raison du petit nombre de faits publiés jusqu'ici. Notre excellent collègue, Marcel Baudouin, nous a d'ailleurs obligeamment aidé dans nos recherches bibliographiques ; c'est pour nous un plaisir et à la fois un devoir de le reconnaître.

(1) Truc. — *Traitement chirurgical de la péritonite.* Thèse d'Agrégation, 1886, p. 1.

CHAPITRE PREMIER

I. — DÉFINITION ET SYNONYMIE

L'Hystéropexie (de ὑστέρα, matrice et πῆξις fixation), mot nouveau et proposé par notre cher maître, M. le professeur Trélat, mentionné dans aucun de nos plus récents Dictionnaires, désigne une opération nouvelle. Il nous a fallu venir jusqu'en 1876 pour enregistrer le premier cas d'hystéropexie ; elle peut donc être à bon droit considérée comme directement liée aux pas de géants faits par la chirurgie abdominale sous le couvert de l'antisepsie.

La synonymie en est pourtant déjà très riche.

Kelly se sert du terme d'Hystérorraphie (de ὑστέρα utérus et ῥαφή, suture) qui comprend la suture plastique.

Sænger fait remarquer qu'il faudrait dire Gastro-Hystérorrhaphie ou bien Gastro-hystérosynaphie. On s'est servi quelquefois du terme d'Antéfixation de l'utérus ; parfois encore on emploie le mot utérorrhaphie pour celui d'hystérorrhaphie.

Olshausen la désigne sous le nom de Ventro-fixation, expression que M. Terrier trouve « assez médiocre » et à laquelle il préfère celle d'hystérorrhaphie.

M. Trélat se révolte contre le mot de Ventro-fixation et, voulant une dénomination plus acceptable et plus significative, il propose celle d'Hystéropexie (ὑστέρα, matrice et πηγνμι, je fixe, πηξις fixation), qui lui paraît infiniment préférable; elle aura, ajoute-t-il, l'avantage de délivrer nos oreilles du mot ventro-fixation qui n'est qu'un épouvantable barbarisme.

Notre collègue Marcel Baudouin a proposé aussi la dénomination d'Utéro-fixation (hystéropexie) abdominale antérieure, qui est la plus exacte, mais la plus longue.

Comme l'indique le titre de notre thèse, nous adoptons entièrement l'appellation de M. Trélat; mais cependant, en y joignant le mot « laparo », nous aurions l'avantage d'indiquer l'endroit précis de fixation de l'utérus : LAPARO-HYSTÉROPEXIE.

Celle-ci désigne une opération qui consiste dans l'ouverture du ventre et dans la fixation de l'utérus par des points de suture passant, soit dans le corps même de l'utérus soit dans ses annexes, à la face postérieure de la paroi abdominale antérieure.

II. — HISTORIQUE

En France, jusqu'en mars 1889, c'est-à-dire avant que M. Terrier ait fait paraître un mémoire précis et serré sur la question, il n'y avait pas de travail d'ensemble sur le sujet. Il est juste de dire cependant que M. Verchère, le PREMIER en France (28 novembre 1883), et que M. Pozzi, à la fin de 1888, avaient publié dans le *Bulletin médical* et la *Gazette médicale de Paris*, une revue critique sur l'*Hystéropexie* en général; et que, d'autre part, dans une très courte note, M. Marcel Baudouin avait, dans le *Progrès médical*, à la même époque, essayé de mettre en relief cette nouveauté chirurgicale du jour, l'application par M. Terrier, en France, de l'hystéropexie de parti pris au traitement du prolapsus.

Il est assez difficile d'établir la priorité de la *conception de l'idée* de cette opération ; mais pour l'exécution, nous n'avons qu'à consulter la date des observations publiées. C'est ainsi que M. Terrier, guidé par l'innocuité presque absolue de la laparotomie avait pensé depuis quelque temps à intervenir par la région hypogastrique et fait part de cette intention à un maître en gynécologie, M. Gaillard-Thomas, dès 1887. Cet éminent praticien « approuva fort cette manière de procéder et conseilla à M. Terrier de l'expérimenter d'autant que lui-même avait suivi la même méthode avec succès (1). »

D'après Rendu, de Lyon (2), Muller de Berne aurait fait le premier une laparotomie de parti pris suivie d'hystérectomie partielle dans le but de remédier à un prolapsus et cela le 16 juin 1879.

Mais nos recherches nous ont démontré que Kaltenbach (3) avait pratiqué, dès le 2 décembre 1876, une hystéropexie pour prolapsus d'un utérus hypertrophié avec coexistence de myôme sous-péritonéal du fond de l'utérus.

D'ailleurs avant d'aller plus loin, il est important

(1) Les observations sont malheureusement restées inédites.

(2) *Notes sur quelques voyages à l'étranger au point de vue de l'obstétrique et de la gynécologie ;* in *Lyon médical,* t. XXXVI, p. 313-311, 6 mars 1881 et tirage à part.

(3) *Zeitschrift f. Geburtshülfe und Gynækologie,* t. II, p. 183 ; voir Obs. I de notre thèse.

d'établir selon nous, pour la clarté du sujet, une distinction fondamentale :

L'Hystéropexie constitue le second temps d'une opération préliminaire, telle que ovariotomie, hystérectomie abdominale ; on utilise le pédicule ovarique ou utérin pour la fixation de l'utérus. Ou bien, ce qui est complètement différent, l'hystéropexie s'adresse d'emblée à la cure du prolapsus.

D'où division en :

1° *Hystéropexie complémentaire, fortuite* ;

2° *Hystéropexie de propos délibéré,* VÉRITABLE HYSTÉROPEXIE.

A côté de cette différenciation visant surtout l'opération peut prendre place une division du *prolapsus* en :

1· Prolapsus simple ;

2· Prolapsus symptomatique : ascite, tumeur abdominale, etc. ;

3· Prolapsus compliqué : coexistence de lésions utérines ou salpingo-ovariennes, etc.

Ce dernier, comme le fait remarquer M. Terrier, est très important à connaître et est intermédiaire aux deux premières variétés ; nous en sentirons d'autant mieux l'importance quand se posera la délicate question des indications de l'opportunité opératoire.

La démarcation étant ainsi nettement établie, nous pourrons de suite dresser le tableau chronologique des hystéropexies ; cette façon de procéder nous forcera, il est vrai, à répéter à différentes pages de ce travail les

Dumorel.   2

mêmes faits ; mais vu le petit nombre des observations connues jusqu'ici, cette répétition ne nous semble pas devoir être bien fastidieuse, et le chapitre de l'historique ne pourra que gagner en rapidité et en clarté à cette énumération.

A.—HYSTÉROPEXIES COMPLÉMENTAIRES (EMPLOYÉES COMME OPÉRATION ACCESSOIRE AU COURS D'UNE AUTRE LAPAROTOMIE).

1° Kaltenbach, 2 décembre 1876. — Myôme sous-péritonéal, prolapsus concomitant. Myomotomie ; fixation du fond de l'utérus relevé à la plaie abdominale.

2° Muller, de Berne, 4 juin 1877. — Myôme interstitiel, allongement considérable et chute de l'utérus. Myomotomie, fixation du moignon utérin à la plaie abdominale.

3° Même auteur, 23 août 1878. — Prolapsus complet et allongement de l'utérus. Hystérotomie. Hystéropexie.

4° Zweiffel, 1879. — Fibrome utérin ; prolapsus. Hystérectomie supravaginale avec fixation du pédicule. (Cas douteux.)

5° Zweiffel, 1879. — Fibrome utérin ; prolapsus. Hystérectomie supravaginale. Fixation du pédicule dans la plaie abdominale. (Ce cas est bien une hystéropexie complémentaire.)

6° Pozzi, 1882. — Tumeur de l'ovaire ; prolapsus utérin. Fixation du pédicule de l'ovaire.

7° Breneke, 1883. — Tumeur de l'ovaire droit ; prolapsus utérin. Fixation du pédicule ovarique à la plaie.

8° Même auteur, 1886. — Kyste dermoïde de l'ovaire gauche ; prolapsus utérin. Fixation des cornes utérines à la plaie abdominale.

9° Schrœder. — Ce chirurgien aurait pratiqué plusieurs fois l'hystéropexie complémentaire. Pas d'observations (1).

10° Olshausen. — Tumeur de l'ovaire ; prolapsus utérin. Hystéropexie complémentaire.

11° J. R. West. — Tumeur de l'ovaire ; prolapsus concomitant, ovariotomie. Suture du pédicule à la plaie abdominale.

12° Lawson Tait. — Prolapsus utérin ; ablation des trompes et des ovaires. Hystéropexie.

13° Werth. — Tumeur ovarienne ; prolapsus concomitant. Hystéropexie.

14° Segond, 4 février 1889. — Salpingite double ; prolapsus. Hystéropexie (2).

(1) Malgré des recherches extrêmement attentives dans les publications variées de Schrœder, nous n'avons pas trouvé la moindre observation se rapportant à un prolapsus.

(2) Il est fort probable que bien d'autres chirurgiens ont fait des *hystéropexies complémentaires* ; mais ils n'en ont pas publié les observations, ou du moins on ne les trouve mentionnées nulle part, à ce que nous sachions. D'ailleurs la plupart de ces cas ne nous sont connus que par des relations trop écourtées, ce qui diminue singulièrement l'importance de ces cas d'hystéropexie complémentaire.

B. — HYSTÉROPEXIES DE PROPOS DÉLIBÉRÉ (ENTREPRISES SPÉCIALEMENT POUR LA CURE DU PROLAPSUS).

1° Muller, 16 juin 1879. — Énorme prolapsus utérin.

2° Kuhn, 17 août 1881. — Prolapsus de l'utérus et du vagin.

3° Olshausen, 1886. — Prolapsus utérin.

4° John Philipps, 7 mars 1888. — Prolapsus utérin irréductible.

5° Terrier, 7 août 1888. — Prolapsus au 2° degré.

6° Rubeska, août 1888. — Prolapsus utérin récidivé.

7° Tuffier, 15 octobre 1888. — Prolapsus utérin ; hypertrophie utérine, cystocèle.

8° Lauwers, 10 décembre 1888. — Prolapsus utérin avec cystocèle.

9° Terrier, 21 décembre 1888. — Prolapsus complet.

10° Polaillon, 22 décembre 1888. — Prolapsus utérin complet.

11° Terrier, 2 février 1889. — Prolapsus utérin avec léger degré de cystocèle.

CHAPITRE II

Manuel opératoire. Exposé des procédés.

En abordant le chapitre du Manuel opératoire, comme nous l'a indiqué avec beaucoup de raison M. Terrier, une division importante s'impose :

Le péritoine est ouvert ou il ne l'est pas.

De là, dans l'hystéropexie, deux grandes méthodes :

1º Méthode *extra-péritonéale* ;

2º Méthode *intra-péritonéale*.

La première a été préconisée par un chirurgien italien, Caneva, mais à titre de conception théorique ; il ne l'aurait jamais exécutée. La seconde, la plus ordinairement employée, a été adoptée en France par M. Terrier, en Angleterre par John Philipps, en Allemagne par Olshausen, etc. Nous donnons d'abord, pour être complet, l'exposé de la méthode du chirurgien italien, telle qu'il la conçoit.

I. — Hystéropexie extra-péritonéale

Manuel opératoire de Caneva (1).

(Traduction due à l'obligeance de notre excellent collègue et ami Maurice Péraire.)

Caneva, après avoir décrit les soins à donner les jours qui précèdent l'opération, donne pour sa technique opératoire les détails suivants.

(1) Extrait de la *Gazetta degli Opistali*, 20 déc. 1882, nº 102, p.810.

« *Instruments.* — Un ou deux bistouris convexes, un droit, un boutonné, une sonde cannelée, une sonde utérine métallique, un cathéter de femme, des crochets mousses simples, quelques pinces hémostatiques et une pince à disséquer ordinaire. Ensuite, des aiguilles à suture, plusieurs flacons de fils de catgut à numéros variés et de la soie phéniquée de différentes grosseurs.

Après avoir observé toutes les règles d'une rigoureuse antisepsie, on procède à l'opération. La femme est placée en supination sur le petit lit d'opération ; elle est chloroformée. La vessie préalablement vidée, le chirurgien introduit la sonde dans la cavité utérine. (Ici j'ouvre une parenthèse pour rappeler que quelques jours avant l'opération, une excellente méthode consiste à prescrire des irrigations vaginales répétées avec une solution légèrement phéniquée). La sonde introduite dans l'utérus est ensuite confiée à un assistant habile ; celui-ci doit la tenir de façon à ce que le corps de l'utérus réponde par sa face antérieure à la paroi abdominale. Cela fait, l'opérateur, placé à la gauche de la malade et tendant les téguments de l'abdomen, pratique une incision de 6 à 7 centimètres environ, et distante à peu près de 5 centimètres de la branche horizontale du pubis.

Les parois abdominales sont incisées exactement sur le corps de l'utérus, que l'on peut ainsi palper, la cavité abdominale ouverte. L'hémostase assurée, on arrive, en incisant couche par couche, sur la séreuse péritonéale que l'on met à découver sur toute la longueur de l'incision des téguments. Ensuite, avec légèreté et de grands ménagements, on décolle, avec le manche du bistouri ou mieux avec le doigt, le péritoine des côtés de la plaie. De cette façon, les parois abdominales divisées et écartées transversalement de chaque côté laissent à découvert un espace de péritoine suffisant ayant à peu près 4 centimètres d'étendue transversale. *Ce temps est le plus délicat de l'opération.* L'assistant, maintenant solidement l'utérus avec la sonde contre le péritoine mis à découvert, l'opérateur se servant d'une fine aiguille munie d'un fil de catgut, pratique la suture entre les deux faces du péritoine (péritoine viscéral et pariétal). Cette suture peut être faite selon les circonstances avec un seul ou plusieurs fils.

La suture ayant été ainsi disposée, on lave avec soin la plaie, et avant d'enlever la sonde, on s'assure que la matrice abandonnée à elle-même ne tiraille pas les deux feuillets du péritoine réunis : si pareille chose arrivait, il ne faut enlever la sonde utérine qu'après avoir placé tous les points de suture de la paroi abdominale, y compris la séreuse péritonéale.

Le pansement est fait selon la méthode de Lister et maintenu en place par un léger bandage contentif.

La technique opératoire n'est pas difficile; on ne voudra pas, je pense, la comparer à l'*extirpation de l'utérus*, opération bien plus grave que les femmes refuseraient avec raison. D'autre part, cette dernière opération n'a pas les mêmes indications puisqu'elle peut être considérée comme nécessaire seulement dans les cas où l'utérus en même temps que prolabé est dégénéré ou dans un état tel que la réduction offre des dangers pour la malade. »

M. Terrier, jugeant le procédé de Caneva, s'exprime ainsi : « L'incision de la paroi abdominale, jusqu'au péritoine exclusivement, constitue évidemment un procédé insuffisant probablement et, en tout cas, fort difficile à exécuter avec sûreté; mais c'est là une idée nouvelle à laquelle il eût fallu la foi dans l'innocuité de l'ouverture péritonéale pour constituer un procédé excellent de fixation utérine (1) ».

II. — HYSTÉROPEXIE INTRA-PÉRITONÉALE.

A. — SOINS PRÉLIMINAIRES A L'OPÉRATION.

Avant de décrire les différents procédés opératoires de l'hystéropexie, nous allons insister sur les *soins préliminaires*, conseillés et employés par notre maître, M. Terrier, à l'hôpital Bichat, pour toute laparotomie.

Toute malade devant subir la laparotomie est soumise plusieurs jours et quelquefois plusieurs semaines à l'avance à ce que l'on pourrait appeler « l'antisepsie pariéto-abdominale préparatoire ». On lui fait prendre plusieurs bains alcalins; au retour de chaque bain l'abdomen est lavé avec du savon, ensuite protégé par un pansement boriqué recouvert d'un taffetas gommé au-dessus duquel on place une épaisse couche de ouate antiseptique maintenue par un bandage de corps en flanelle moyen-

(1) Communication écrite.

nement serré (1). Ce pansement est renouvelé tous les deux à trois jours. Injections vaginales chaudes au sublimé matin et soir tampon permanent à la vulve. L'avant-veille de l'opération, la malade est purgée; la veille au soir lavement glycériné.

En outre, on revient le jour qui précède l'opération au nettoyage de la paroi abdominale; celle-ci est de nouveau lavée au savon (et l'ombilic est l'objet d'une attention spéciale) et à l'eau phéniquée au 1/20e; on rase ensuite avec soin les parties de la région couverte de poils. Après le passage du rasoir, on savonne de nouveau et on lave à l'eau phéniquée au 1/20e; puis des compresses de gaze sont placées sur l'abdomen; ces compresses séjournent depuis plusieurs jours dans une solution boriquée concentrée, renfermée dans des bocaux en verres hermétiquement fermés.

Le matin même de l'opération, une demi-heure auparavant, la malade est sondée; les membres inférieurs sont entourés de ouate fixée par des bandes en flanelle. Chloroformisation dans une petite chambre à deux lits séparée de la salle commune, et contenant le plus souvent une malade guérie et pouvant se lever. L'anesthésie est le plus souvent confiée à M. le Dr Péraire, ancien interne des hôpitaux, ou en son absence à l'un des internes du service. M. Terrier, quand il en a à sa disposition, emploie le chloroforme Duncan; celui-ci est en

(1) Ces précautions antiseptiques sont aussi rigoureusement prises dans le service de M. le professeur Trélat pour toutes les opérations; ce pansement a l'avantage à la fois d'aseptiser le foyer opératoire et de le soustraire à la contamination de mains d'une asepsie relative.

effet beaucoup mieux supporté, agit sous un très petit volume, n'excite pas les voies aériennes, toutes qualités que l'on ne retrouve pas dans le chloroforme des hôpitaux, le plus souvent détestable (1).

Lorsque la malade est entrée en résolution complète, elle est transportée dans la salle d'ovariotomie ; le pansement boriqué est enlevé. Cette salle se composant d'un seul lit est séparée de la galerie commune par une première pièce interdite, hormis le jour d'opération, a tout autre qu'au personnel attaché spécialement aux ovariotomisées. Une porte large à deux battants la sépare de la salle d'opération. C'est dans cette première pièce que chirurgien, aides et assistants étrangers à l'opération ou au service, laissent leurs pardessus et leurs chapeaux. La malade est placée sur un lit de Mariaud, les membres inférieurs solidement fixés par des serviettes pliées en écharpe.

Pendant ce temps, M. Terrier et son aide, M. le Dr Quénu, se livrent au nettoyage le plus minutieux de leurs mains.

Inutile d'insister sur ces détails ; citer le nom de ces deux chirurgiens suffit pour qu'on soit convaincu qu'ILS FONT TOUT CE QUI PEUT ÊTRE FAIT POUR L'ANTISEPSIE.

Il faut comprendre l'ANTISEPSIE dans un sens extrêmement large, c'est-à-dire embrassant toutes les méthodes opératoires qui se préoccupent d'empêcher l'in-

(1) Notre appréciation est basée sur l'observation clinique et la façon dont les malades supportent ce chloroforme.

fection des plaies par les germes extérieurs : ASEPSIE LIÉE INDISSOLUBLEMENT A L'ANTISEPSIE.

Inutile également de dire que les avant-bras sont complètement nus et les manches de la chemise relevée jusqu'à mi-bras.

Tous ces préparatifs terminés, la malade en pleine résolution, un aide spécial pratique de nouveau le catéthérisme vésical ; on nettoie de nouveau le champ opératoire et l'ombilic est encore l'objet d'une sollicitude spéciale ; pour ce nettoyage on emploie de l'eau phéniquée au 1/20°. Toute la paroi abdominale, toutes les portions environnantes sont recouvertes de compresses de toile ourlées, préalablement trempées dans une solution phéniquée au 1/40° très chaudes.

Détail de préparation très important : ces compresses ourlées ont bouilli pendant une heure dans une solution phéniquée au 1/20° ; ensuite elles sont retirées avec des mains *aseptiques*, puis placées dans une cuvette ne contenant aucun liquide ; elles ont subi cette préparation deux jours avant l'opération.

M. Terrier pratique ses laparotomies le plus souvent debout assisté d'*un seul aide*, le plus habituellement de M. le Dr Quénu, chirurgien des hôpitaux, détail très important, inconnu ou négligé dans beaucoup de services. M. Terrier s'impose *comme règle absolue* de ne jamais pénétrer dans la salle commune ou de voir aucun malade le jour où il doit faire une opération, quelle qu'elle soit (1). Des cuvettes remplies de solution phéni-

(1) Cette pratique est aussi adoptée par M. le professeur Trélat

quée au 1/40°, chaudes, sont placées à la portée des opérateurs et renouvelées dès que le contenu est souillé par l'immersion des mains. Pendant l'opération, pulvérisation d'eau phéniquée au 1/20. Le pulvérisateur est celui qui a été construit par M. Collin sur les indications de M. Lucas-Championnière.

Les fils de catgut sont achetés tout préparés puis retirés des flacons d'huile phéniquée et conservés dans la solution de sublimé à 1/1000.

M. Terrier depuis peu se sert de catgut préparé dans le service, suivant la méthode de Lucas-Championnière.

Les fils de soie sont conservés dans le sublimé et placés dans des flacons entièrement en verre, y compris le bouchon ajusté à l'émeri. Le crin de Florence et les drains sont conservés de même (1).

M. Terrier se sert d'éponges (2) préparées spécialement par M. Poulard, interne en pharmacie du service; pour les autres opérations, il emploie des tampons de ouate phé-

qui, le jour d'opérations, se rend directement à son amphithéâtre des cliniques et ne *se livre à aucun examen.*

(1) Nous avons essayé la stérilisation des crins de Florence qui a pleinement réussi ; nous les avons placés dans un petit tube en verre bouché avec un petit tampon d'ouate stérilisé et déposé dans le stérilisateur du D⁰ Poupinel, où ils ont subi une température variant entre 150° et 170°. Nous ignorons si cet essai a déjà été fait, en tous cas nous ne l'avons trouvé signalé nulle part.

(2) Peut-être pourra-t-on employer des éponges stérilisées à la T° de 110° pendant 20 minutes ; de cette façon, l'opérateur aurait également une sécurité aussi absolue. Des expériences, ont en effet démontré que des fragments d'éponge ainsi préparée, ayant été placés dans des tubes, TOUS SANS EXCEPTION sont restés stériles.

niquée enveloppés d'une feuille de gaze (Tampons Terrier).

Toutes les substances à pansement sont conservées dans des bocaux de verre lavés à l'eau bouillante, dans lesquels on laisse séjourner pendant quelques heures une solution de sublimé au 1/1000 ; ces bocaux sont fermés par des couvercles métalliques s'engageant à frottement dur.

Il se sert d'instruments préalablement stérilisés suivant un mode spécial. Nous ne pouvons mieux faire que de laisser parler notre excellent collègue, M. le Docteur Poupinel, qui a eu l'extrême obligeance de nous remettre une note spéciale sur son modus faciendi.

Marche suivie à l'hôpital Bichat pour la stérilisation des instruments. — Le matériel spécial à la stérilisation comprend : 1° un stérilisateur du D⁙ Poupinel en cuivre rouge à double paroi de forme rectangulaire, divisé intérieurement en deux étages par une tablette mobile, chauffé au gaz d'éclairage et muni d'un thermomètre et d'un régulateur à mercure (Voir *Fig.* 1) ; 2° une boîte en cuivre rouge, munie d'un couvercle indépendant, sans charnière, sans soudure, à joints rivés, mesurant 0 m. 36 de long. sur 0 m. 28 de large et 0 m. 7 de hauteur.

3° D'une boîte d'Israël en cuivre sans soudure, à ratelier intérieur spécialement disposé pour contenir deux bistouris et deux aiguilles de Reverdin.

4° Deux tubes de verres bouchés à un bout et destinés à contenir les broches métalliques et les fils d'argent redressés.

Les instruments, entièrement en métal, nickelés et bien secs, sont disposés à même la boîte ; les broches

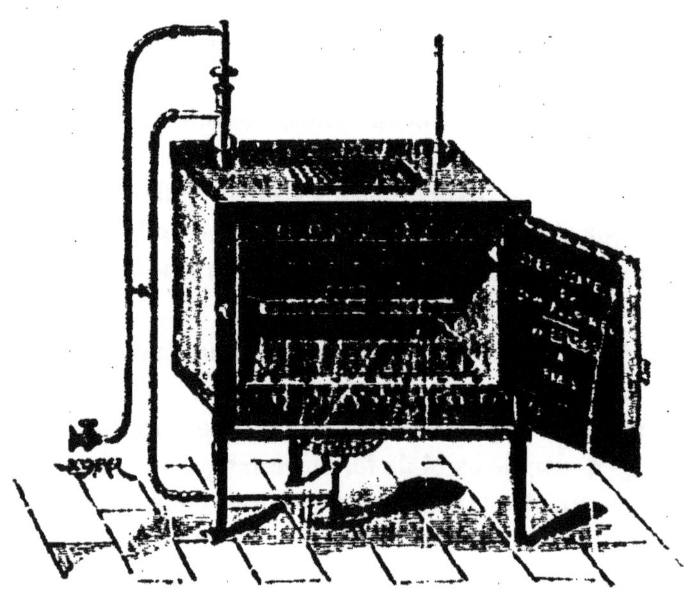

Fig. 1.

Stérilisateur du Dʳ Poupinel.

métalliques et les fils d'argent sont introduits dans les tubes que l'on bouche avec un petit tampon d'ouate stérilisée ; la boîte d'Israël est munie de ses bistouris et de ses aiguilles, puis fermée (sa fermeture est loin d'être hermétique).

La boîte d'instruments est mise ouverte à l'étuve

dont elle occupe l'étage inférieur. Il faut avoir soin de ne pas fermer la boîte, car le couvercle s'opposerait à l'évaporation rapide de l'humidité qui peut être restée malgré un essuyage soigneux adhérent aux instruments et ceux-ci se rouilleraient infailliblement. Les tubes et la boîte d'Israël sont disposés à côté de la boîte d'instruments. A l'étage supérieur de l'étuve est placé un morceau d'ouate de dimensions suffisantes pour boucher efficacement la boîte d'instruments lorsqu'il en sera temps.

Le matériel ainsi disposé dans le stérilisateur y est laissé pendant une heure. L'étuve met environ un quart d'heure à atteindre la température de 180° centigrade, à laquelle elle est ensuite maintenue par le régulateur. L'exposition des instruments à la chaleur de 180° dure donc en réalité 45 minutes.

Puis on éteint l'étuve; on dispose au dessus des instruments le morceau d'ouate, on place le couvercle de la boîte et on laisse le tout refroidir dans le stérilisateur même.

Au moment de l'opération, on transporte les boîtes et les tubes dans la salle d'opérations; on ouvre les boîtes et on place les instruments dans la solution phéniquée à 25/1000, afin de les mettre à l'abri des germes de l'air qui pourraient les atteindre pendant l'opération même.

B. — MANUEL OPÉRATOIRE PROPREMENT DIT DE L'HYSTÉROPEXIE
1° Procédé F. Terrier.

Les précautions antiseptiques dont nous avons parlé étant prises avec grand soin, M. Terrier opère de la façon suivante. Du reste nous copierons textuellement la description faite par M. Terrier lui-même et relatant sa première Hystéropexie pratiquée le 7 août 1888 (1).

« Incision de la paroi abdominale sur la ligne médiane à partir de quatre travers de doigt au-dessous de l'ombilic jusqu'à trois travers de doigt du pubis. La couche graisseuse sous-cutanée assez épaisse et vasculaire nécessite l'application de cinq à six pinces hémostatiques. Incision de la ligne blanche un peu sur le bord interne du muscle droit, ouverture du péritoine avec le bistouri ; les bords de cette ouverture sont maintenus avec des pinces à pression ; elle est agrandie avec des ciseaux mousses.

La main droite introduite dans la cavité abdominale saisit l'utérus par son fond et l'attire vers la plaie pariétale. A l'aide de l'aiguille de Reverdin, un fil de soie est placé longitudinalement dans le fond de l'utérus en pénétrant un peu dans son tissu ; il sert à attirer l'organe en haut et à le maintenir derrière la paroi abdominale (Voir *Fig.* 2). Les intestins sont refoulés en haut et en arrière à l'aide de compresses imbibées de solution faible (au 1/10°).

Un gros catgut est alors passé obliquement d'abord à gauche à travers les lèvres de l'ouverture de la paroi

____

(1) *Revue de Chirurgie*, n° 3, 10 mars 1889, p. 197.

abdominale, la peau exceptée ; il ressort dans le péritoine, puis est conduit de gauche à droite dans l'épaisseur

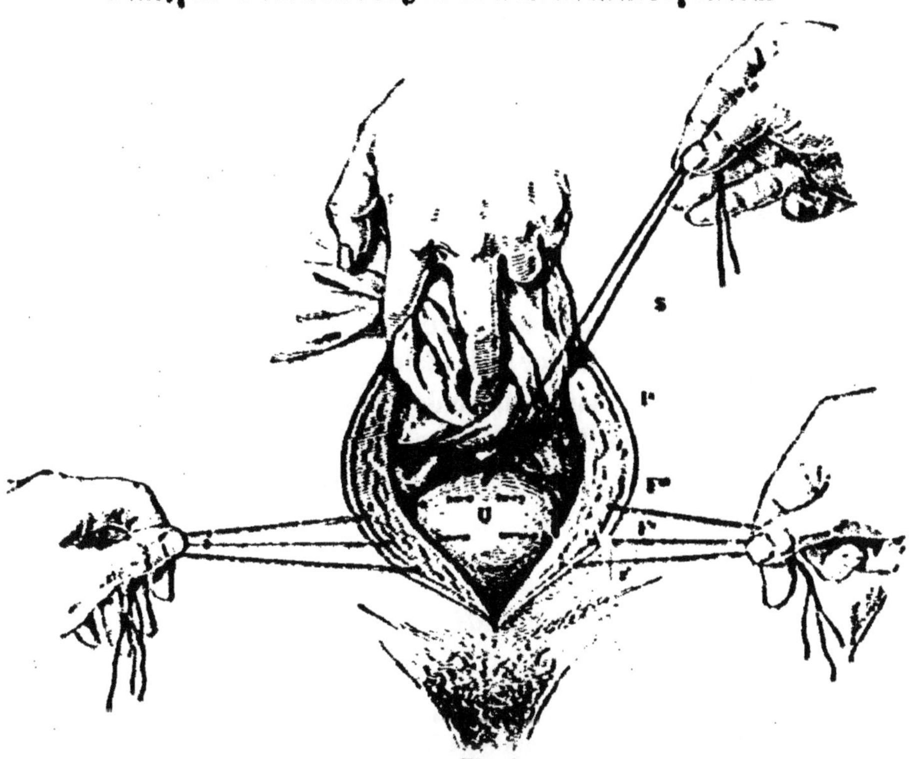

Fig. 2.

Hystéropexie par le procédé F. Terrier. — F, F', F'', Fils fixateurs ; — S, Sole provisoire traversant le fond de l'utérus et destinée à le maintenir jusqu'à la fin de l'opération. — U, Utérus. — P, Paroi abdominale.

même du tissu utérin au niveau environ de la réunion du col et du corps. Enfin, il est de nouveau passé dans la lèvre droite de l'ouverture abdominale, toujours la peau exceptée. On place deux pinces à pression aux deux extrémités de ce fil. Un deuxième, puis un troisième fil de gros catgut sont passés de même, l'un vers le milieu du corps, l'autre très près du fond de l'utérus et maintenu par des pinces à pression. Tout étant bien épongé, on fait successivement trois ligatures en allant de bas en haut; puis on enlève le fil de soie placé au fond de l'utérus pour l'élever et le maintenir pendant qu'on procédait à la suture. La plaie abdominale est alors refermée en haut à l'aide de trois fils d'argent, passant par le péritoine, et en bas par trois fils de crin de Florence, au niveau des sutures de l'utérus. Un petit drain est placé dans l'angle inférieur de la plaie.

Pansement antiseptique de Lister. Gaze iodoformée sur la plaie et drain. (M. Terrier tend à substituer dans ses pansements, pour les laparatomies, le salol à l'iodoforme). »

2° *Procédé d'Olshausen.*

Olshausen, l'utérus libéré, choisit le point de la paroi abdominale où l'utérus doit être fixé, ce point se trouve à quelques centimètres de chaque côté de l'incision abdominale, mais toujours plus rapproché de la symphyse pubienne que de l'ombilic. (Voir *Fig.* 3 et 4.)

La suture dans les cas de prolapsus doit, d'après lui, être faite dans un point beaucoup plus élevé que pour les rétro-déviations utérines, par conséquent sur une partie assez éloignée de la symphyse. Olshausen recommande fortement, avant de placer les points de suture fixateurs, de rechercher avec le plus grand soin la situation exacte de l'artère épigastrique, ce qui est facile en raison du relief que fait cette artère sur le péritoine et de la facilité avec laquelle le doigt la sent battre alors même que l'œil ne peut suivre son trajet. La situation de ce vaisseau établie, on place les sutures sur chaque

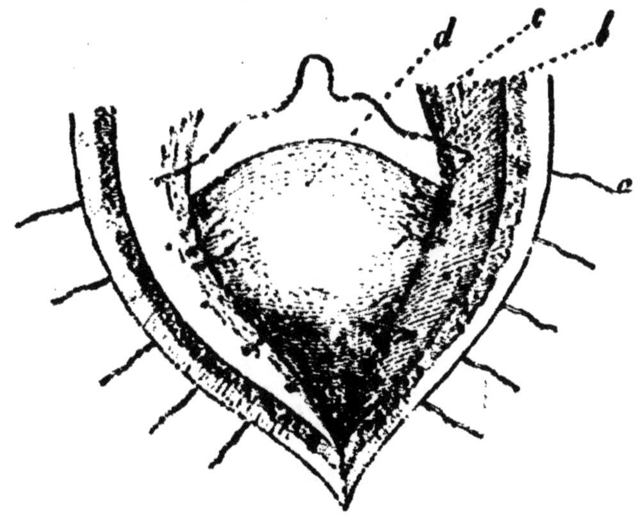

Fig. 3.

Hystéropexie (d'après Sänger) par le procédé d'Olshausen. — a) point de suture de la paroi abdominale; b) muscles et aponévroses de la paroi; c) péritoine; d) utérus (con f).

corne utérine qu'il s'agit de fixer à la paroi. Une aiguille courte chargée du fil à ligature est passée autour de la racine du ligament rond, puis enfoncée à travers les muscles de la paroi abdominale, et ressort par la face péritonéale de cette paroi, de telle sorte que l'artère épigastrique soit toujours en dehors de la suture.

D'après Sænger, cette précaution vis-à-vis de l'artère épigastrique serait superflue ou tout au moins peu importante, car presque toujours ce vaisseau siège assez loin du point où l'on fait les sutures. Ainsi donc les su-

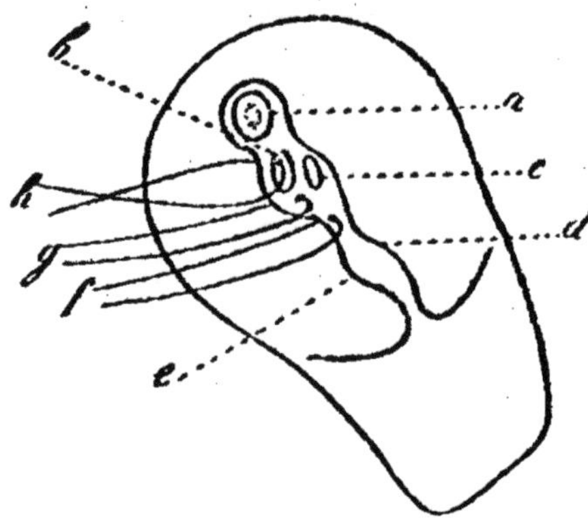

Fig. 4.

Hystéropexie (d'après Sænger) par le procédé d'Olshausen. — Manière de passer les fils fixateurs à la racine des ligaments ronds : a) trompe; b) ligament rond; c) ligament de l'ovaire; d) feuillet postérieur du ligament large; e) feuillet antérieur du même ligament; f, g, h, fils fixateurs.

tures ne portent pas sur l'utérus lui-même, mais sur l'origine des annexes, c'est-à-dire les parties adjacentes, des ligaments ronds et des ligaments larges. Quant au cours de l'intervention, on a enlevé les trompes et que celles-ci ne peuvent plus servir, on peut comprendre leur extrémité externe formant pédicule dans les anses des fils de suture.

Dans d'autres cas d'hystéropexie pour rétroversion, Olshausen a employé des fils de suture de soie ou de catgut; mais il préfère le crin de Florence et même le fil d'argent parce que le premier ne se résorbe pas et que le second est un excellent moyen fixateur de l'utérus.

3° *Procédé de Léopold* (de Dresde) *et de Czerny* (1).

Après la laparatomie, par une incision allant de l'ombilic au pubis, Léopold introduit la mains gauche dans l'abdomen, recherche l'utérus au fond du bassin et l'attire à la partie inférieure de la plaie abdominale. Un aide soutient le fond de l'utérus. Il déchire alors les adhérences, s'il y a lieu, et enlève les annexes si cela est indiqué, pour fixer l'organe.

Le premier fil de soie est placé de telle sorte qu'il traverse d'abord toute l'épaisseur du bord gauche de la plaie de la paroi abdominale; il passe ensuite au niveau de l'insertion du ligament rond gauche, à travers la paroi antérieure de l'utérus, puis il ressort en traversant toute l'épaisseur du bord droit de la plaie abdominale.

Le deuxième point de suture de soie est placé à un centimètre environ au-dessous du premier; il pénètre sous la séreuse au fond de la matrice près de l'origine des trompes, au milieu des fibres musculaires de la paroi antérieure de ce fond.

Le troisième fil de soie est placé de la même manière en arrière de l'insertion des trompes, à 1 centimètre du

(1) *Ueber die Annæhung der retroflektirten Gebærmutter an den vorderen Bauchwand; in Centralblatt für Gynækologie*, n° 11, 17 mars 1888, p. 161. — Léopold n'a fait jusqu'ici, à ce que nous sachions, que des hystéropexies pour des rétroflexions utérines; c'est ce procédé que nous décrivons ici, où il ne s'agit pourtant que de prolapsus.

deuxième. Chaque fil a un trajet intra-musculaire utérin d'environ 2 centimètres. (Voir *Fig. 5*.)

De plus, Léopold ajoute une manœuvre que M. Terrier estime bien inutile : il gratte la séreuse péritonéale avec le dos du bistouri au niveau du fond de l'utérus entre

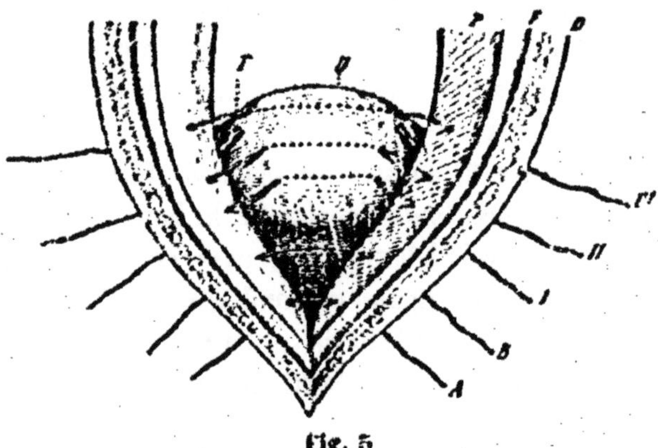

Fig. 5

Hystéropexie (pour rétroflexion), par le procédé Léopold. — I, II, III, fils suspenseurs de l'utérus; A, B, fils de suture de la paroi abdominale; U, utérus; I, trompes ; P, péritoine ; F, fascia sous-péritonéal; D, Derme.

les points d'entrée et de sortie des fils, ce qui constitue une surface d'environ 4 centimètres carrés, ce grattage destiné à faciliter les adhérences de l'utérus à la paroi, doit être très léger pour ne pas donner trop de sang.

Enfin, comme l'extrémité des fils fixateurs est au dehors, ceux-ci servent à fermer l'abdomen en bas ; au-dessus il fait des sutures ordinaires.

Czerny, dans les cas de rétroflexions qu'il opère ainsi,

comme Léopold, fixe l'utérus par son fond, mais n'emploie que deux fils de suture (Voir *Fig.* 6) (1).

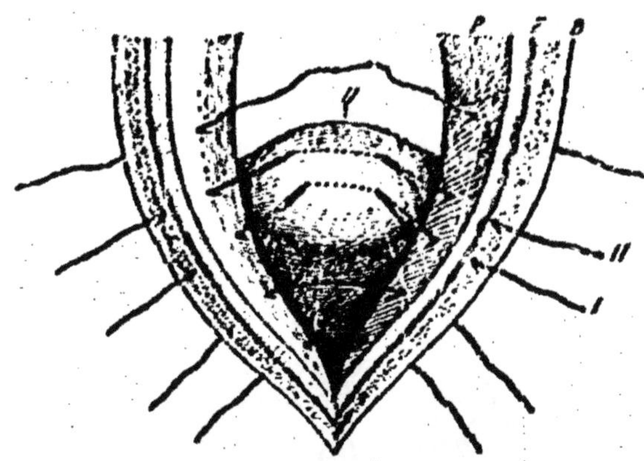

Fig. 6.

*Hystéropexie (pour rétroflexion) par le procédé de Czerny. — I, II, fils
fixateurs ; U, utérus ; P, péritoine ; B, peau ; F, fascia sous-péritonéal.*

4° *Procédé de John Phillipps.*

Pour John Phillipps, il y a plusieurs procédés opératoires.

1° On refoule l'utérus en haut et on l'amène jusqu'au
niveau de la plaie abdominale (hystérectomie).

2° On détache les annexes, on suture l'un de ces organes ou bien les deux au niveau de la plaie abdominale.

3° Suture des ligaments ronds.

4° On passe des points de suture à travers le tissu
musculaire du fond de l'utérus (véritable hystéropexie).

5° On détache les annexes d'un côté seulement et on
les sutures non dans la plaie, mais en dehors d'elle, en

(1) *Beiträge zur Klinische Chirurgie, 1888.*

faisant traverser aux fils la paroi abdominale; on espère ainsi provoquer des adhérences entre le lambeau et le péritoine pariétal.

Le traitement post-opératoire est très important. On doit toujours se servir d'un lit incliné. On placera toujours un pessaire à la malade avant qu'elle ne se lève;

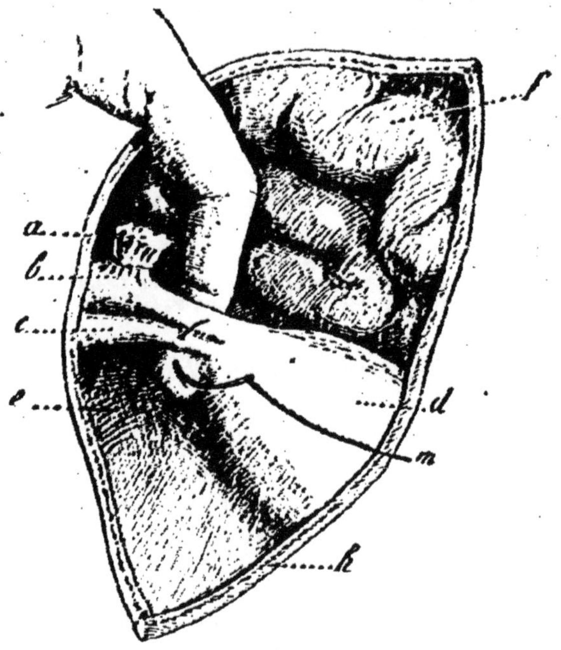

Fig. 7.

Hystéropexie (pour rétroflexion) par le procédé de Kelly. — Manière de passer le fil fixateur: a) pédicule de l'ovaire; b) ligament de l'ovaire et trompe; c) ligament rond; d) fond de l'utérus; e) ligament large; m) fil fixateur; f) intestin; h) paroi abdominale.

car l'adhérence trop nouvelle pourrait se déchirer, et dès lors le prolapsus se réduirait. La suture sans l'ablation des ovaires est la meilleure de toutes ces opérations, et on a rapporté plus d'un succès. Mais dans mon cas je pus, grâce à la maladie de l'ovaire me servir de cet organe pour la fixation. Le cas d'Olshausen res-

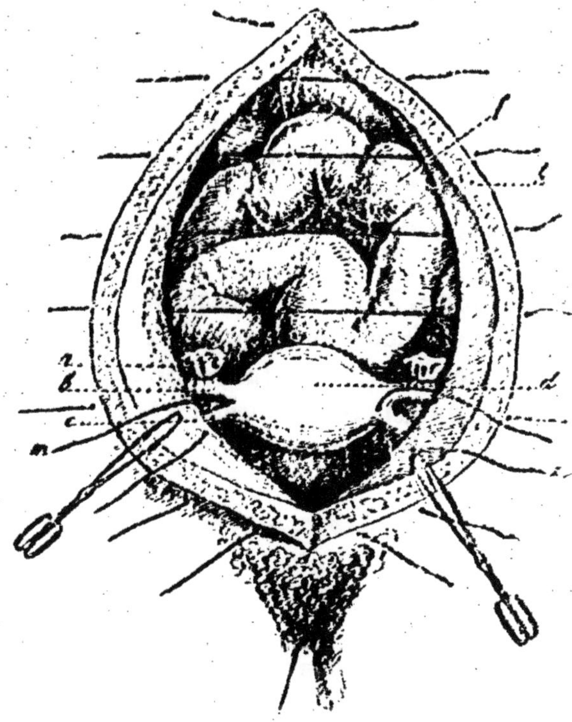

Fig. 8.

*Hystéropexie (pour rétroflexion) par le procédé de Kelly. — Fils fixateurs posés, mais fixation non terminée.
(Même légende que pour la figure précédente.)*

semble beaucoup au mien comme antécédents. Il avait essayé de tout inutilement ; il sutura la base des ligaments larges et des ligaments ronds à la paroi abdominale antérieure ; l'opération ne réussit pas. Olshausen pense qu'il ne faut pas abuser de cette opération. Il estime que, à moins de cas spéciaux et désespérés de prolapsus utérin, il ne faut pas se servir de cette méthode. Je pense que tous ceux qui envisagent froidement la question, ajoute Phillipps, partageront cet avis.»

Nous donnons ci-dessus (fig. 7 et 8), et pour permettre une comparaison plus approfondie, deux figures qui se rapportent à la manière de faire de Kelly dans les hystérorrhaphies pour rétroflexions utérines; mais nous croyons inutile d'y insister davantage.

[Nous plaçons, à dessein, au chapitre du Manuel opératoire, la technique adoptée par M. Tuffier, elle présente quelques particularités intéressantes; en outre elle est suivie d'un acte complémentaire important et tout nouveau : LA CYSTOPEXIE.]

MANUEL OPÉRATOIRE ADOPTÉ, DANS UN CAS DE LAPARO-HYS-TÉROPEXIE, par M. Tuffier, agrégé, chirurgien des hôpitaux.

Antisepsie. — Stérilisation des instruments. — Emploi des substances antiseptiques. — Chloroformisation. — Cathétérisme.

Incision de 0,08 sur la ligne médiane, commençant à 0,05 au-dessus du pubis et se terminant à 0,02 au-dessus de l'ombilic. Introduction du doigt d'un aide dans le vagin. L'utérus est ainsi repoussé aussi haut que possible, le doigt est laissé en permanence.

Le péritoine ouvert, je tombe sur la masse intestinale qui remplit complètement le cul-de-sac antérieur. Je constate que cette masse est en rapport avec l'utérus et, demandant à mon

aide de laisser descendre la matrice, je constate nettement
que toute la masse intestinale suit l'utérus dans cet abaissement.

J'écarte les anses intestinales, je prends le fond de l'utérus
et je constate que les annexes sont absolument indemnes.
J'amène le fond de l'utérus dans la plaie, je le traverse de
suite avec un fil de soie plate (très grosse), que je passe en
plein tissu utérin, traversant de part en part et prenant une
épaisseur de 1 cent. de tissu.

Au moyen de cette anse de fil, je suspends l'utérus au
sommet. Je passe ces chefs dans le péritoine pariétal, de
chaque côté au-dessous de ce premier fil, tout le long de la
paroi abdominale antérieure, je mets cinq fils de catgut n 3.
Chacune de ces anses de catgut et même celle du fil de soie
supérieure est nouée et la plaie abdominale est ainsi fermée
sauf à la partie inférieure où j'obture la cavité péritonéale au
moyen de fil de catgut. L'utérus ainsi accolé à la face pariétale du péritoine, je crains que la séreuse ne se décolle de la
paroi abdominale proprement dite. Je repasse chacune de ces
anses de fil dans les muscles et les aponévroses de l'abdomen
et je les noue à ce niveau, si bien que mon utérus est non
seulement fixé au péritoine, mais encore aux muscles de l'abdomen

Suture de la peau au crin de Florence (6 points superficiels)
pansement iodoformé, ouate au sublimé. L'opération a duré
20 minutes, pansement non compris.

QUELQUES REMARQUES SUR LA NATURE ET LE DÉPLACEMENT DES SUTURES

M. Tuffier estime que la soie placée au fond de l'utérus est indispensable pour établir des adhérences une
fois que le catgut est résorbé.

La suture aux muscles lui paraît également indispensable parce que le péritoine de cette région n'est pas très adhérent et qu'il pourrait se décoller.

Il est nécessaire, insiste-t-il, d'avoir une cicatrice solide, parce que son observation lui a montré que toute la masse intestinale appuie sur l'utérus et tend à le faire descendre.

Cystopexie.

Cette(1) opération n'a jamais été pratiquée en France ; nous n'avons pu, malgré de nombreuses et patientes recherches, relever qu'un seul cas de cystopexie, il serait dû à Werth (cité par Pozzi) (Voir 13ᵉ cas de notre second tableau).

Nous publions in extenso la communication écrite que M. Tuffier a eu l'extrême obligeance de nous remettre.

Les recherches cadavériques m'ont prouvé que dans le cas de cystocèle, la traction des parois latérales de la vessie en haut du côté de la paroi abdominale, réduisait l'hernie. D'autres opérations pratiquées sur le cadavre m'avaient démontré qu'en passant des points de suture dans l'épaisseur de la paroi vésicale, il était possible d'amener ces parois latérales de la vessie au contact de la ligne médiane de l'abdomen et de réduire ainsi complètement la cystocèle.

Je résolus donc d'appliquer cette opération à cette femme, et voici ce que je fis :

Incision de la paroi abdominale antérieure sur la ligne médiane au-dessous de la précédente incision, étendue de 0ᵐ,05 au-dessous du pubis jusque sur la symphyse pubienne.

Dissection, couche par couche, comme dans une taille hypogastrique, découverte de la vessie, libération de la face laté-

(1) Encore, dans le cas de Werth et dans celui de M. Tuffier, la cystopexie ne constitue-t-elle qu'une opération complémentaire.

rale de la vessie et application permanente du doigt d'un aide dans le vagin.

J'exerce alors sur les parties latérales de la vessie une légère traction de bas en haut et mon aide sent nettement la déduction du prolapsus vésical et la vessie est attirée vers la symphyse. J'étais assisté de MM. Poupinel et Chipault

Je traversai, par une série de fils de catgut les muscles de la paroi abdominale à 0,02 cent. du bord libre de mon incision. Je fais cheminer l'aiguille chargée de catgut dans l'épaisseur de la partie latérale de la vessie et la direction de mes fils est telle qu'une fois serrés, ils doivent relever en haut et en avant la paroi latérale de la vessie. Je place ainsi de chaque côté de la ligne médiane, *par conséquent sur chaque face latérale de la vessie*, cinq points du suture. Je sers mes fils et je vois sur la ligne médiane la paroi antérieure de la vessie se froncer. Je ferme la paroi abdominale antérieure par des sutures au catgut et la peau est suturée au crin de Florence. Pas de drainage.

Cette première opération terminée, j'examine moi-même la paroi antérieure du vagin à l'aide d'une sonde utérine. Cette paroi est rigide, sans que pour cela, le canal de l'urèthre soit tendu.

III. — Appréciation des divers procédés.

1° *La méthode employée par M. Terrier diffère absolument de celles qui ont été utilisées par Olshausen et John Phillipps.* Olshausen fixe à la paroi abdominale les ligaments ronds ; Phillipps y fait adhérer un pédicule d'ovariotomie.

Il n'y a rien de comparable entre ces deux manières de faire et celle de M. Terrier que nous avons décrite page 32. « Le but à atteindre, la fixation de l'utérus, est le même ; la méthode pour y arriver en diffère totalement. »

Le procédé de Léopold n'est pas non plus celui du chirurgien de l'hôpital Bichat. En effet, Léopold s'arrange de façon à ce que ses points de suture traversent toute l'épaisseur des lèvres de la section abdominale et pénétrent l'utérus surtout dans sa partie supérieure, au niveau et au-dessus de l'insertion des ligaments ronds ; M. Terrier passe ses fils seulement dans la partie profonde de l'incision abdominale et depuis la partie inférieure de l'utérus jusqu'à sa partie supérieure. Dans cette façon de procéder, les fils fixateurs en catgut restent inclus dans la paroi, à l'abri de toute infection et on ne s'en préoccupe plus. Léopold, lui, retire ses fils le douzième jour, espérant très probablement obtenir une fixation plus solide, « ce qui ne nous paraît pas prouvé (Terrier). »

En somme, comme Lawson Tait, Hennig et Czerny, Léopold fixe l'utérus surtout par son fond, tandis que pour lutter plus efficacement contre le retour du prolapsus. M. Terrier fixe l'utérus prolabé *à la fois par son fond et par sa face antérieure.*

Nous insistons sur ce point. M. Terrier se préoccupe surtout de bien soutenir l'utérus préalablement élevé ; c'est là, en effet, *le but final de l'opération ;* la véritable indication de l'hystéropexie pour prolapsus diffère de celle créée par l'utérus retro-dévié : dans le premier cas, on doit surtout tendre à corriger la déviation, dans le second à maintenir la fixité de l'organe élevé. C'est pour assurer ce maintien d'un organe pesant, le plus souvent hypertrophié ; c'est pour lui permettre de résister plus efficacement aux causes multiples qui sollicitent sans cesse l'utérus à prolaber, que M. Terrier multiplie les fils fixateurs qui vont devenir de *véritables ligaments accessoires*. Ainsi se trouve assurée une adhésion intime de toute la face antérieure de l'utérus à la face postérieure de la paroi abdominale antérieure et sur une très large surface. Le procédé de M. Terrier a de ce chef une supériorité incontestable, assure une supériorité absolue, constitue l'argument le plus décisif, non contre la méthode, mais en faveur de celui qui l'exécute.

Et le nombre des fils, qui a une importance accessoire dans le cas d'hystéropexie pour rétro-déviations, est absolument important quand il s'agit de l'utérus prolabé.

M. Segond (*Bull. de la Société de chirurgie*, p. 206, séance du 27 mars) juge de la façon suivante le procédé F. Terrier :

« Si la symphyse utéro-pariétale créée par le procédé *très perfectionné* de Terrier est vraiment solide ; si les faits établissent, en outre, qu'elle n'est pas elle-même la source des phénomènes douloureux analogues à ceux que provoquent les adhérences pelviennes, *il est bien clair que l'opération de Terrier* deviendra L'OPÉRATION DE CHOIX. L'avenir peut seul nous répondre. »

M. Segond, par la lecture attentive des trois faits publiés par M. Terrier, pourra se convaincre : 1° que la fixation a été excellente ; 2° que les adhérences aseptiques créées par son procédé très perfectionné, il est vrai, n'ont provoqué aucun phénomène douloureux. Ces trois observations sont, à n'en pas douter, de nature à rallier sans restriction M. Segond à ce procédé.

2° Au manuel opératoire se rattache une question de technique très importante.

a) Quelle substance doit-on employer pour faire les su-tures? Cette question a été diversement résolue.

M. Polaillon, influencé certainement par le revers dont il a fait part à la Société de chirurgie (1) se prononce contre le catgut et préconise l'emploi de fils de soie ou d'argent.

Tel n'est point l'avis de M. Terrier : notre maître s'est bien trouvé du gros catgut résorbable qu'il n'abandonnera pas jusqu'à plus ample informé pour le fil d'argent.

M. Pozzi partage cet avis.

M. Lucas-Championnière est partisan du catgut; mais comme il le dit fort bien, il y a catgut et catgut.

M. Terrillon, rappelant les expériences de Reverdin, se déclare partisan du catgut que l'on peut stériliser en le chauffant.

Benkiser se sert de catgut stérilisé dans l'étuve à la T° de 140°, soumis pendant vingt minutes à cet T° il serait absolument stérile (*In Semaine med.*, 19 juin, p. 202).

Quant à nous, si l'affirmation de M. Terrier n'était là pour nous ébranler quelque peu, nous opterions en faveur de la soie comme substance plus fidèle, moins résorbable et offrant dès lors une sécurité plus grande; nous serions tenté de préconiser, pour la SUTURE UTÉRO-PARIÉTALE, la soie qui constitue pour nous la meilleure

____

(1) Séance du 23 janvier 1889.

ligature pour tout pédicule vasculaire, l'importance du lien constricteur est capitale dans les deux cas.

Ces restrictions que nous apportions dans l'emploi du catgut seraient légitimées par une récente communication de Thomson (Duprat) (1). Nous la résumons aussi brièvement que possible.

Thomson (Duprat) a expérimenté les diverses substances employées (catgut phéniqué chromique, crin de Florence, soie) au point de vue de leur résorption.

Le crin de Florence était plusieurs fois, avant son emploi, lavé avec un tampon d'ouate imbibée de sublimé à 1 pour 1,000. La soie, cuite pendant une heure dans le sublimé à 1 pour 1,000 et conservée dans l'alcool absolu. Le catgut chromique, préparé à la manière de Léopold, plongé brut et pendant vingt-quatre heures dans de la glycérine phéniquée à 10 0/0, puis cinq heures dans une solution d'acide chromique à 1 pour 200, et conservé dans l'alcool absolu. Le catgut phéniqué était détergé avec des tampons de ouate sublimée et ensuite plongé dans l'huile phéniquée à 20 0/0. Tous ces matériaux, avant leur emploi, étaient plongés dans une solution phéniquée à 5 0/0.

Pour contrôler l'aseptie des fils, tous furent plongés dans une solution stérilisée. Le catgut chromé a, dans quelques cas seulement, troublé la gélatine, tandis que le catgut phéniqué la troublait immédiatement, preuve que le catgut phéniqué n'est désinfecté que superficiel-

(1) Centr. f. gynæk., n° 21, 1889 et in Nouv. Arch. de Gynécol., n° 7, 1889, p. 323.

Dumoret.   4

lement et qu'une infection secondaire, locale ou générale, peut en être la suite.

La soie n'a jamais donné de culture.

Pour ses recherches personnelles, T. a utilisé des cobayes, des chiens et des chats.

Il ouvrait la cavité abdominale et faisait sur la corne droite et gauche de l'utérus, une incision de quelques centimètres qu'il réunissait avec des fils de nature différente à droite et à gauche. En outre, il plaçait encore des sutures sur le péritoine et sur la paroi abdominale antérieure, pour fixer les degrés de résorption des différentes matières employées et des différentes régions de la cavité abdominale. — Les fils employés étaient de même épaisseur, correspondante au catgut n° 2. — Puis, les fils étaient laissés en place et l'animal sacrifié au bout de quelques jours.

Le résultat a été le suivant :

Catgut phéniqué (3 expériences). Expérience I : Huit jours de durée. A l'autopsie les fils sont conservés dans la continuité et singulièrement diminués. Expérience II ; Dix jours de durée, suture utérine, suture pariétale. Catgut réduit à quelques restiges au niveau des nœuds. Expérience III : Dix-sept jours de durée. Suture utérine, suture abdominale. Catgut entièrement résorbé.

Catgut chromique (4 expériences). Expérience I : Dix jours. Suture utérine. Expérience II : Dix-sept jours. Suture utérine et suture abdominale. Expérience III : Cinquante jours. Suture utérine. Expérience IV : Soixante-quatre jours. Suture utérine, suture abdominale. Dans les quatre cas les fils étaient intacts, plus ou moins englobés dans de fausses membranes.

Soie (3 expériences). Expérience I : Quatorze jours, suture utérine, suture pariétale. Fil relâché, mais intact. Expérience II : Durée, cinquante jours. Partie superficielle résorbée, continuité maintenue mais très affaiblie, facilement déchirable. Expérience III : Soixante-quatre jours. Suture utérine, suture pariétale. La soie est complètement résorbée, sauf en quelques points.

Les expériences avec le *crin de Florence* après quatorze, quarante, soixante jours, ont montré qu'il était conservé intact et les extrémités du fil se trouvaient libres dans le péritoine.

Conclusion : 1° La *soie* est le plus sûr et le meilleur moyen de suture parce qu'elle peut être complètement stérilisée et qu'elle se résorbe avec le temps ; 2° le *catgut chromique*, le *crin de Florence*, comme le fil d'argent, sont irrésorbables et ne doivent pas être employés. Le catgut phéniqué, et en général tout catgut, est à rejeter à cause des dangers d'infection. Le catgut phéniqué se résorbe trop vite pour les plaies abdominales.

Ces conclusions que des contre-expériences seules pourraient infirmer ou confirmer plaident en faveur de l'emploi de la soie ; nous nous proposons de contrôler les affirmations de Thomson en ayant soin de nous servir de catgut irréprochable, de catgut de *bonne marque*.

b) Quelle que soit la substance employée, faut-il faire des *sutures perdues* ou *des sutures qu'on retire* au douzième jour ? Question d'habitude personnelle : si l'on emploie du fil d'argent on enlèvera les sutures du huitième au dixième jour ; se sert-on du catgut on ne s'en occupera plus.

c) Placera-t-on immédiatement *après l'opération* un pessaire de Hodge (Léopold) ou fera-t-on le tamponnement du vagin, ou maintiendra-t-on la malade inclinée dans un lit pour éviter la pression intestinale quand on a opéré pour un prolapsus (Phillipps) ?

M. Terrier repousse l'emploi du pessaire, tout en faisant l'antisepsie vaginale : injections au subliné, tampon iodoformé à la vulve.

d) Comment la vessie va-t-elle s'accommoder du voisinage de cet utérus ventro-fixé? *Autre question importante.*

Nous avons institué quelques expériences sur le cadavre afin de voir ce que devenait la vessie dans le cas de laparo-hystéropexie. Chaque fois, nous avons pu constater que la fixation de l'utérus à la paroi abdominale *n'apportait aucune entrave* à l'ampliation du réservoir urinaire (1).

Lorsqu'on distend la vessie, soit avec de l'eau, soit avec du suif, on la voit se déprimer légèrement à son centre, se développer aux dépens de ses faces latérales, elle prend la forme d'un cœur de carte à jouer. Il ne s'exerce point de compression, le calibre n'est point effacé.

On peut nous objecter il est vrai que, on ne peut con-

(1) D'ailleurs nos observations sont là pour nous montrer l'innocuité de l'hystéropexie à l'égard de la miction dont les TROUBLES ONT TOUJOURS ÉTÉ NULS.

clure de ce qu'on observe sur le cadavre, à ce qui se passe chez la femme vivante, où toutes les conditions physiologiques diffèrent essentiellement. Personne plus que nous n'est convaincu de cette vérité : les expériences cadavériques présentent de l'intérêt, mais en AUCUN CAS NE CONSTITUENT UN CRITÉRIUM; elles ont cependant l'avantage de limiter le champ des *hypothèses gratuites* que suscite toujours une nouvelle méthode et de restreindre les jugements reposant sur de simples ouï-dire. C'est dans ce but seul que nous les relatons ici.

e) Il importe de ne pas laisser la malade se lever trop tôt; il faut attendre non seulement la cicatrisation complète de la plaie abdominale qui a lieu du huitième au douzième jour, mais laisser aux adhérences le temps de bien s'établir. Le temps nécessaire à la guérison exige AU MOINS un mois au repos dans le décubitus dorsal. La malade ne devra marcher que l'abdomen garni d'une ceinture hypogastrique faite en tissu résistant ; le principal avantage de la ceinture est de soustraire l'utérus à la pression abdominale, dont le rôle est très important dans la récidive du prolapsus.

CHAPITRE III

INDICATIONS ET CONTRE-INDICATIONS DE L'OPÉRATION.

Beaucoup de détracteurs, beaucoup plus d'indifférents, quelques rares défenseurs, tel est le sort réservé à toute méthode nouvelle. Comment dès lors se guider dans ce dédale d'opinions controversées. Cependant, connaissant l'opération nouvelle dont nous pouvons disposer contre l'utérus prolabé, il nous faut déterminer le cas dans lequel il est indiqué d'y recourir ; nous ne pouvons mieux faire que de laisser parler nos maîtres.

Le professeur Trélat s'exprime ainsi en juillet 1888(1) ; « L'hystéropexie nous paraît rationnelle, défendable, pour certains cas de prolapsus, surtout si, chose fréquente, l'allongement hypertrophique accompagne le prolaps us.

Pour Howard Kelly, « dans les cas de prolapsus utérin qu'aucun traitement ou opération par le vagin ne pourra réduire, l'hystéropexie est de mise. Il faudra prendre cependant en considération l'âge, la santé de la malade. Je ne prétends pas que l'hystéropexie restitue à l'utérus sa position normale, mais par ce procédé le prolapsus est guéri et les vaisseaux utérins

____

(1) Leçons du professeur Trélat, juillet 1888.

reviennent à l'état normal ». (Howard Kelly, *loco citato*).

« L'opération conseillée par M. Terrier, dit le professeur Trélat, assurément mauvaise dans le cas *d'allongement sous-vaginal du col*, sera peut-être bonne dans celui de prolapsus *sans allongement*, ou bien encore dans celui de prolapsus avec hypertrophie sus-vaginale. En d'autres termes, il faudra avant tout essayer de préciser ce qui appartient dans l'affection, soit à l'élément *hypertrophie*, soit à l'élément *prolapsus*, et agir en conséquence. Si M. Terrier arrive à établir que le retranchement d'une portion du col ne conduit à rien, que l'utérus, bien que raccourci, ne restera pas en place, c'est lui qui aura raison. Nous comptons mettre le procédé de M. Terrier à l'épreuve (1).

Il s'agit d'une question de diagnostic à préciser, de cette précision découlera la détermination thérapeutique. »

M. Bouilly, dans la séance du 21 novembre 1888 de la *Société de Chirurgie*, pense que la ventro-fixation sera bien rarement indiquée pour porter remède au prolapsus utérin. C'est qu'en effet, dans la plupart des cas de prolapsus, il n'y a pas seulement la descente de l'utérus lui-même, mais le déplacement de la paroi vaginale (rectocèle, cystocèle) sur laquelle la fixation de l'utérus à la paroi abdominale n'agit aucunement. Il croit que l'opération conseillée par M. Terrier doit être réservée à certaines formes spéciales où l'utérus est seul en

____

(1) *Bulletins de la Société de Chirurgie*, T. XIV, 21 nov. 1889, n° 12, p. 893.

cause (1). Dans les cas de prolapsus avec prédominance d'allongement hypertrophique du col, il s'est toujours bien trouvé de l'amputation conoïde faite à la façon de Huguier.

Canera, dans un travail cité à l'index bibliographique, conclut en faveur de l'hystéropexie. « Dans les cas graves de prolapsus utérin où les plus ingénieux pessaires ne peuvent être tolérés, lorsque toutes les manœuvres bien dirigées ont été vaines, lorsque la malade insiste pour être débarrassée de cette infirmité, c'est le devoir du chirurgien de tenter la cure radicale du prolapsus. Cette opération est *autorisée par la gravité du mal, la facilité de l'exécution et la grande probabilité de la réussite.* »

Olshausen recommande *chaudement* l'hystéropexie pour les cas de prolapsus non justiciables des autres procédés (2).

Pour John Phillips (3) les indications de l'hystéropexie sont subordonnées aux malades. Cette opération *n'expose pas à plus de danger que les autres cas de laparotomie.*

Voici les indications, d'après Schultze, de l'hystéropexie, procédé de Müller (4) : « Si, pour d'autres

(1) Dans la première hystéropexie pratiquée par M. Terrier, il y avait cependant rectocèle et cystocèle et le résultat ultérieur a été on ne peut plus satisfaisant. (Voir page 111 de notre thèse.)

(2) *Centralblatt für Gynæk.*, 1886, Bd. X, p. 538.

(3) *The Lancet*, n° XVI, vol. II, p. 760, 1888, London.

(4) Schulze. — *Traité des déviations utérines*, p. 401. Trad. par Hergott.

motifs, il est indiqué de pratiquer la laparatomie et l'amputation vaginale de l'utérus, l'idée est excellente pour empêcher le retour du prolapsus du vagin de faire contracter de l'adhérence avec la plaie. Mais à mon avis le *prolapsus utérin* ne peut pas par lui-même donner lieu à l'indication de la laparatomie. L'opération en tout cas ne pourrait être pratiquée que sur un utérin susceptible d'être replacé, et dans ce cas, il y a des moyens bien moins dangereux pour en obtenir un maintien durable. »

M. Pozzi (1), à propos des indications de l'hystéropexie dans le prolapsus, écrit ce qui suit : « Il faut d'abord faire une distinction. Ce n'est pas contre tous les prolapsus génitaux, mais seulement contre la chute de l'utérus lui-même que peut agir la ventro-fixation. L'issue au travers de la vulve des parois vaginales relâchées en cystocèle ou rectocèle ne saurait être justiciable de la fixation de la matrice; si celle-ci n'est pas descendue, cette hernie ne serait qu'incomplètement corrigée par la seule ventro-fixation, alors même qu'il s'agirait d'un prolapsus à la fois utérin et vaginal, pour peu qu'il fût invétéré, accompagné d'une distension considérable de la muqueuse vaginale et d'une hypertrophie sus-vaginale du col. « Au point de vue « théorique comme au point de vue pratique, l'hysté- « ropexie ne peut être une opération suffisante par elle- « même que dans les cas, relativement rares, où l'utérus « non augmenté de volume forme seul le prolapsus.

(1) *Gazette méd. de Paris*, 50° année. 7° série, T. V, N° 50, 15 décembre 1888, p. 599.

« Dans les autres cas une opération complémentaire
« sera nécessaire ».

Aucun procédé opératoire n'a été jusqu'ici créé qui
puisse rendre aux parties leur intégrité primitive ; tous
les essais ne sont que des substitutions plus ou moins
efficaces au support naturel. Dans certains cas de
prolapsus où les tissus conservent encore une puissance
régénératrice suffisante, le traitement vaginal, « opération vaginale, maintien du col en arrière, amputation
du col hypertrophié » réussira à amener une guérison
permanente. Lorsque ces méthodes échouent, *une seule
ressource, c'est l'hystérorrhaphie* (Howard Kelly).

L'hystéropexie est une opération utile, efficace, qui a
ses indications, ajoutait récemment encore M. Trélat
(*Société de Chirurgie*, 23 janvier 1889). De plus,
M. le professeur Trélat nous a, il y a quelques jours
à peine, libéralement confié des notes inédites relatives
aux indications de l'hystéropexie et nous a autorisé à
nous en servir ; nous remercions notre cher maître de
ce nouveau témoignage d'intérêt, et c'est avec empressement que nous les publions ; elles nous sont d'un puis-
sant secours dans cette délicate question des indications,
sur laquelle M. Trélat est revenue à plusieurs reprises
(*Société de Chirurgie*).

« L'une des grandes raisons pour lesquelles beaucoup
de chirurgiens ont renoncé à l'Alexander, c'est qu'ils
l'ont appliqué à des prolapsus ; ils allaient contre l'indication de l'hystéropexie. *Les vraies indications sont les
prolapsus, les utérus allongés, lourds, contre lesquels il
est prouvé que l'Alexander est impuissant* et que les opé-

rations plastiques sur le périnée sont insuffisantes puisque, même après la colporraphie par le procédé de Lefort, l'utérus finit par s'insinuer et apparaître hors de la vulve. *Réservez-la donc pour ces cas contre lesquels nous sommes pauvres de moyens de contentions.*

« *Conclusion* : Je ne porte aucun veto contre cette opération que je n'ai pas faite; elle me paraît répondre à des indications spéciales.

« M. Terrier est absolument opposé aux pessaires mais il n'est guère partisan de l'opération sur les ligaments ronds. Il semble pencher en tous cas vers l'hystéropexie.

« Je ne repousse pas l'hystéropexie dont j'ai plusieurs fois déjà marqué les indications possibles, prolapsus et chutes, rétroflexions adhérentes mobilisées.

« Mais je la considère comme une opération encore incertaine dans ses résultats, comme une opération importante, grave et parfois difficile (2° cas de M. Terrier) enfin comme hors de proportion avec le désordre à combattre.

« *Elle a ses indications* ; je souhaite que l'avenir lui soit favorable, car nous sommes pauvres pour lutter contre le prolapsus grave, mais l'employer pour maintenir réduit un utérus rétrofléchi, c'est le pavé de l'ours.

Pour éviter les mécomptes et les échecs thérapeutiques, on établira par un diagnostic précis, que les trompes, les ovaires, le péritoine pelvien, sont exempts de complications. »

« Combien est important en effet ce diagnostic! Mais aussi que de difficultés ne présente-il pas, et souvent ces difficultés sont insurmontables. Et c'est à peine si le ventre ouvert, on arrive à se rendre un compte exact de la nature, du siège de la lésion ; cette incertitude est surtout grande lorsqu'il y a des adhérences masquant les organes sous-jacents, les emprisonnant.

« En règle générale, lorsque les opérations réparatrices portant sur le périnée, le vagin et le col, sont impuissantes à maintenir un utérus prolabé, l'opération d'Alquié est insuffisante. *La seule ressource est d'ouvrir le ventre et de pratiquer l'hystéropexie proprement dite* (1). »

Notre maître, M. Terrier, pense avec beaucoup de raison que la possibilité, et même l'imminence des complications, telles que métrite, salpingo-ovarite, doit engager le chirurgien à agir au plus tôt pour remédier, sans trop grandes difficultés, au déplacement de l'organe utérin. Ici, ajoute M. Terrier, comme dans bien d'autres lésions utérines, *l'intervention chirurgicale hâtive est donc absolument indiquée*.

Quant à nous, nous approuvons entièrement la manière de voir M. Terrier ; l'utérus prolabé doit être relevé, soutenu, et le meilleur moyen d'atteindre ce but est la fixation de la matrice à la paroi abdominale.

Et d'autant plus que souvent, le prolapsus est lié à des lésions des annexes dont la genèse est facile à comprendre : « l'utérus prolabé est ou devient le siège d'une inflammation muqueuse qui peu à peu envahit la

(1) Segond. *Bull. de la Soc. de Chir.*, séance du 27 mars 1889, p. 365.

trompe et détermine des accidents salpingo-ova-
riens » (1).

Déduction : non seulement il faut intervenir; mais
l'intervention est nette, pressante, formelle; l'imminence des complications doit engager le chirurgien à
opérer de bonne heure s'il veut opérer dans de bonnes
conditions et éviter des mécomptes.

Contre indication spéciale.

La *Grossesse* est-elle une contre indication ou même
la possibilité de la grossesse ? En un mot, doit-on opérer
une femme susceptible d'être fécondée? La réponse
est difficile ; les faits manquent pour la résoudre.

On peut se livrer aux conjectures les plus dispa-
rates, émettre les hypothèses les plus bizarres, soutenir les théories les plus discutables. Nous laissons
donc la question en suspens. Cependant quelques auteurs, Canera et John Phillipps l'ont soulevée. Canera
serait disposé pourtant à ne pas prêter à l'hystéropexie
une influence fâcheuse sur la grossesse et l'accouchement. John Phillipps en prévision d'une grossesse possible, dit simplement : « S'il survenait une grossesse,
la façon dont se comporterait l'adhérence serait très
intéressante à observer. »

Kühn, à propos du cas d'hystéropexie qu'il a pratiqué
pour un prolapsus (observ. VII de notre thèse) émet des
réserves formelles. « N'est-il pas à craindre, dit-il,
qu'une grossesse ait pour conséquence les accidents les

(1) Terrier. *Loco citato.*

plus variés, avortement, désunion de la cicatrice, arrachement de moignon, rupture de l'utérus? aussi, ajoute-t-il, est-il plus sûr dans les cas semblables aux miens, de pratiquer l'ablation des ovaires. »

Sänger(1) a opéré d'hystéropexie une femme actuellement enceinte de six mois, elle a eu quelques douleurs, mais la grossesse suit son cours. Ce cas unique, tout en ne résolvant pas la question, est cependant très important; il montre la possibilité de la grossesse qui, de ce chef, cesserait d'être une contre-indication sans appel.

Kütner(2) signale un avortement de trois mois, à la suite d'une laparo-hystéropexie, pour un myôme interstitiel.

(1) *In Semaine médicale*, 19 juin 1889, p. 201.
(2) *Ibid.*

CHAPITRE IV

PARALLÈLE AVEC LES AUTRES MÉTHODES ET EN PARTICULIER
AVEC L'ALQUIÉ-ALEXANDER.

Nous n'avons point la prétention de faire dans ce chapitre la revue critique de tous les procédés préconisés pour la cure du prolapsus ; nous nous sommes contenté de les indiquer rapidement dans notre introduction (1). Nous passerons sommairement en revue les opérations NOUVELLES employées depuis quelques années et VANTÉES SURTOUT A L'ÉTRANGER. Mais tout d'abord deux mots de cet agent mécanique, jadis si en honneur, *du Pessaire.*

A. PESSAIRES.

Comment agit le pessaire? En dilatant le vagin et en immobilisant l'utérus. Pour qu'il remplisse son but, il faut qu'il soit très large, d'où dilatation progressive des parois vaginales. Il faut en outre, pour qu'il reste en place dans le vagin, que l'orifice vulvaire soit suffisamment étroit, le périnée suffisamment épais et résistant. Or, comme l'a bien indiqué M. le professeur Trélat, et plus récemment M. Terrillon, le prolapsus s'observe presque exclusivement chez des femmes qui ont eu plusieurs enfants, dont le périnée est en partie détruit et l'orifice vulvaire large.

(1) Voyez p. 11 et suiv. de notre thèse.

Le pessaire jugé au point de vue antiseptique est de ce chef, croyons-nous, peu recommandable ; séjournant le plus souvent longtemps dans le vagin, il devient l'origine de sécrétions, dont la stagnation peut engendrer des accidents septiques.

« Les pessaires, si bien appliqués qu'ils soient, sont des hôtes plus ou moins gênants et leurs inconvénients ont une évidence particulière. » (Segond, *Soc. de Chir.*, 27 mars 1889.) (1).

« Toute femme qui peut vivre sans se livrer à des travaux pénibles doit presque toujours se servir de pessaires appropriés à son infirmité. Elle peut ainsi, en ne se livrant à aucun effort pénible, soulager ses douleurs, empêcher l'utérus de sortir et grâce aux soins de propreté qu'elle peut prendre, entretenir le pessaire et les parois vaginales dans de bonnes conditions. Je réserve l'opération sanglante aux cas où l'utérus apparaît au dehors de la vulve plus ou moins bas. Quand le col n'est pas visible à la vulve dans la station debout, il est rare qu'un pessaire d'un modèle approprié ne suffise pas à amoindrir l'infirmité. » (Terrillon, *Leçons de clinique chirurg.*, 89.) »

Nous ne saurions nous associer à ces vues sur le traitement du prolapsus, et encore M. Terrillon ne parle que d'opérations anaplastiques ; il n'est nullement ques-

(1) Tributaire du pessaire, le vagin peut atteindre des dimensions fantastiques. Témoin le cas cité par Marion Sims dans sa *Chirurgie utérine* : « M⁵ X... portait un pessaire de 23 cent. de circonférence. » Pareil modèle ne doit être fait que sur commande.

tion de laparotomie. Nous sommes surtout étonné de cette défiance de la part d'un chirurgien, fervent adepte de l'antisepsie, qui lui a rendu avec usure la foi qu'il a mise en elle; nous comprendrions cela d'opérateurs moins versés dans la chirurgie abdominale.

M. Terrier se déclare l'adversaire de l'emploi du pessaire qu'il trouve « détestable ».

M. Bouilly se sert avec avantage, dans certains cas, du pessaire de Hodge. Pour nous, nous rejetons absolument l'emploi du pessaire; il va contre l'indication même : au lieu de maintenir il DÉSORGANISE tous les moyens de soutien de l'utérus, il n'agit qu'en *dilatant* le vagin; c'est le but CONTRAIRE à atteindre dans le traitement de l'utérus prolabé, le pessaire est, de par son rôle mécanique même, à proscrire, et son emploi doit être délaissé, abandonné par le CHIRURGIEN ANTISEPTIQUE. Qu'il trône à l'étalage des maisons d'instruments de chirurgie, mais qu'il cesse d'être imposé à l'utérus prolabé!

Relevons, mais ne contaminons pas un utérus qui tombe!

B. HYSTÉRECTOMIE VAGINALE.

Quelques auteurs sont partisans de traiter le prolapsus utérin par l'hystérectomie vaginale; les uns l'ont pratiquée pour prolapsus avec cancer, les autres pour prolapsus simple; nous résumons dans ce tableau les cas que nous avons pu recueillir.

Hystérectomie vaginale pour prolapsus.

1° Pour prolapsus avec cancer :
Coradi,
Langenbeck.

2° Pour prolapsus simple :
A. Par erreur de diagnostic : on croyait à un cancer.
Gebhart,
Jurgensen.
B. Opération de propos délibéré :
Kehrer.
Kaltenbach, 3 cas (*Traité de Gyn.*).
1 cas de Terrillon (*Leçons de clinique Chirurg.*).
1 cas de Richelot.
5 cas de Munchmeyer (de Dresde) (*Semaine médicale*, 19 juin 1889, p. 203.)
1 cas de Kaltenbach (extirpation de l'utérus par voie vaginale pour prolapsus), 4° cas (1).
1 cas de Bœckel (*Gaz. med. Strasbourg*, n° 3, mars 1889, p. 29).

M. Richelot a pratiqué une hystérectomie vaginale de propos délibéré pour un prolapsus utérin. Nous reproduisons *in extenso* cette observation déjà citée par M. Terrier dans son mémoire, comme type.

Elisabeth J..., 60 ans, blanchisseuse, est mère de six enfants et à quarante-six ans est survenue la ménopause. Ses

(1) *Revue de Clin. et de Thérap.*, p. 305. 1889, mai.

règles ont toujours été normales ; n'a jamais eu d'affection utérine.

Depuis sept ans environ, l'utérus est peu à peu descendu. A cette époque, le museau de tanche affleurait l'orifice vulvaire, se réduisait par la position assise et n'apportait aucune gêne pendant la marche ou pendant le travail. La procidence augmenta graduellement, et depuis deux ans elle est complète.

La tumeur saillante au dehors est constituée par l'utérus tout entier ; le fond de l'organe est senti nettement au-dessous de l'orifice vulvaire ; sa cavité mesurée n'est pas notablement agrandie. Renversement complet du vagin ; cystocèle et rectocèle. Il y a depuis deux ans des douleurs pelviennes, une pesanteur incommode, et la marche est devenue presque impossible.

Entrée à l'hôpital Saint-Antoine, salle Lisfranc, n° 17, pour des ulcères variqueux, la malade accepte avec empressement l'idée d'une intervention qui la délivrera de son infirmité.

Je pouvais, sans nul doute, essayer les opérations diverses dont la valeur est bien établie, élytrorraphie antérieure ou postérieure, colpopérinéorraphie, cloisonnement vaginal du professeur Le Fort. Bien faites, elles réussissent ; quand elles échouent d'abord, on peut les recommencer ; l'insuccès définitif est assez rare. Cela dit, beaucoup de chirurgiens pourront trouver étrange que j'aie fait d'emblée l'hystérectomie, au lieu de la garder comme ressource dernière en cas d'échec des procédés anaplastiques. Je répondrai seulement, pour y revenir tout à l'heure, que j'ai fait l'ablation de l'utérus de propos délibéré, parce qu'elle me semble, en de pareilles conditions, très facile et très bénigne.

On pourrait aussi donner comme raison qu'elle est radicale et supprime toute chance de récidive. Ici on *ferait erreur* : étant donné le mécanisme de la procidence et le rôle que joue la chute préalable des parois vaginales accompagnées de la vessie et du rectum, on doit prévoir la reproduction de la cystocèle et de la rectocèle après l'extirpation de la matrice.

Je l'ai prévue, et c'est en faisant de formelles réserves sur la nécessité ultérieure d'une opération complémentaire, que j'ai entrepris l'hystérectomie vaginale ; mais aussi en affirmant que, les parties n'ayant plus à supporter le poids de l'utérus, l'anaplastie réussirait forcément.

L'*opération* eut lieu le 25 juillet 1886, avec l'aide de MM. Laskine, Aubert et Oustaniol, internes du service, en présence de MM. les Drs Auburtin et de Madec (1). J'ai à peine besoin de la décrire, tant elle fut simple. Je saisis le col avec des pinces de Museux, non pour l'attirer, mais au contraire pour le soutenir ; je le repoussai même un peu, dans la pensée qu'une anse intestinale pourrait se présenter et voir le jour (ce qui, d'ailleurs, n'eut pas lieu). L'incision circulaire fut placée tout près des lèvres du col, pour éviter la paroi vésicale ; le décollement de la vessie et du rectum, la double ouverture du péritoine, ne me donnèrent aucune peine. Puis, ayant sous les yeux, hors de la vulve, des ligaments larges très lâches et d'une faible hauteur, il fut aisé de prendre chacun d'eux avec une pince de longueur moyenne.

J'aurais pu les lier tout aussi bien ; j'aurais pu, sans nulle difficulté, coudre les bords du péritoine avec ceux de la section vaginale ; j'aurais pu, à ciel ouvert, placer quelques fils sur de petits vaisseaux. Mais je n'y voyais aucun avantage, et partant de cette idée, que l'usage des pinces à demeure est non pas une ressource pour les cas difficiles, mais un procédé toujours bon, je préférai mettre encore dans la plaie quatre pinces hémostatiques ordinaires, refouler le tout vers la cavité pelvienne pour rendre au vagin son attitude normale, ajouter les tampons d'iodoforme et finir au bout d'un quart d'heure

Les pinces furent retirées le 26 au matin, avec les tampons superficiels ; la température atteignait 39°. Le lendemain, 37°0. Le 28, les tampons profonds furent enlevés à leur tour ; injections de sublimé trois fois par jour, avec beaucoup de dou-

(1) R. de Madec. *Trait. chir. du cancer de l'utérus*, etc.; thèse de Paris, 1887, p. 110.

ceur; après chacune d'elles, un tampon iodoformé, quelques débris noirâtres se mêlaient à l'eau des lavages : un suintement léger, séro-purulent, sans odeur, continua jusqu'au 10 août : la malade put se lever à partir du 20.

Le 1er septembre, je vis sans étonnement la cystocèle reparaître et augmenter peu à peu jusqu'au milieu du mois; la malade maintenait son vagin procident avec un gros tampon d'ouate et un bandage en T. Elle eut bientôt un prolapsus tout aussi volumineux qu'autrefois, et quitta l'hôpital vers le 15, avec l'intention de subir prochainement l'opération complémentaire que je lui avais promise. Celle-ci fut faite à l'Hôtel-Dieu dans le courant d'octobre : large avivement des parois antérieure et postérieure et cloisonnement du vagin par le procédé de Le Fort ; suture au crin de Florence. Comme la vulve est très large, avivement et suture des grandes lèvres dans leur moitié inférieure. Guérison parfaite au bout d'un mois.

Il est facile de se rendre compte par la lecture de cette observation, que M. Richelot n'a pratiqué cette opération qu'à cause des conditions toutes spéciales dans lesquelles se trouvait la malade ; encore estime-t-il que cette manière de faire ne peut être érigée en principe.

Il ne la croit utile que dans les cas exceptionnels où les tissus sont très lâches, où les sutures et les avivements ne donnent rien.

M. Terrier pense que « encore dans ces circonstances on peut discuter l'opportunité d'une intervention qui doit être complétée par d'autres pratiquées du côté du vagin. Quoique celles-ci aient une gravité nulle, on ne peut donc, ajoute M. Terrier, dire avec Carl Schrœder, de Berlin (1) « que l'opération la plus radicale de toutes contre le prolapsus utérin est l'amputation de l'utérus en totalité ». Il ajoute, il est vrai, que les complications des néoplasmes ou de gangrène autorisent certainement cette intervention radicale ; mais « pourquoi parler des complications exceptionnelles, alors qu'on émet un jugement ferme sur une thérapeutique radicale que probablement l'auteur n'a jamais mise à exécution. » (Terrier.)

De son côté, en Allemagne, Olshausen préfère la ventro-fixation à l'hystérectomie vaginale pour prolapsus, parce qu'en opérant ainsi, le prolapsus vaginal persistera, dans un cas il a vu qu'on pourrait réduire un prolapsus utérin tandis que le prolapsus vaginal n'était pas modifié sensiblement ; toutefois il disparaissait par le port d'un pessaire dont l'application devint impossible.

C. Hystérectomie abdominale.

Peu d'auteurs ont eu recours à la voie abdominale pour extirper l'utérus prolabé. Müller, Foerster auraient pratiqué seuls semblable opération pour prolapsus utérin (2).

Olshausen dans son article dit :

« Il est des cas de prolapsus dus directement à l'exis-

(1) Carl Schrœder.— *Maladies des organes génitaux de la femme.* (Trad. française de la 6e éd. allemande.) Paris, 1883, p. 216.

(2) *Allgemeine Wiener Medicin. Zeitung,* 1883, n° 25.

tence d'une tumeur ; l'ablation de celle-ci a seule amené la guérison du prolapsus.

Au cours d'une ovariotomie j'ai été amené à suturer le pédicule de la tumeur à la paroi ; cela étant, j'ai fini par arriver à penser à la fixation de l'utérus à la paroi était parfois indiquée. »

L'hystérectomie abdominale avec ou sans ouverture de la cavité utérine, pour remédier à la chute de l'utérus paraît à M. Terrier (1) une grave opération comparable à l'hystérectomie vaginale.

Canera (2) dit : « On ne voudra pas, je pense, comparer mon opération (hystéropexie extra-péritonéale), à l'extirpation de l'utérus, opération bien plus grave que les femmes refusent avec raison.

D. — ACTION SUR LES LIGAMENTS UTÉRO-SACRÉS (KELLY).

Pour le prolapsus, Kelly a proposé le raccourcissement des ligaments utéro-sacrés, par la voie abdominale de même que Sænger a proposé un procédé vaginal ; pour Kelly sa méthode serait plus sûre. Elle consisterait à passer une suture de chaque côté du rectum au fond du cul-de-sac de Douglas de dedans en dehors à suturer par-dessus les ligaments relâchés, puis à enfoncer l'aiguille profondément dans le col au niveau de ses insertions latérales : par les deux sutures bien faites le relâchement est annulé et le col maintenu en arrière.

(1) Terrier. *Rev. de Chir.*, *loco citato.*
(2) *Loco citato.*

E. — Méthode de Sænger. (Action sur les ligaments postérieurs.)

Peut-être pourrait-on employer dans certains cas de prolapsus irréductible, la méthode préconisée par Sænger pour certains cas de rétrodéviations. Dans ces dernières Sænger s'est servi du procédé suivant : *Méthode de Sænger proposée pour les cas les moins graves de rétroflexion utérine, et déjà publiée autrefois, tout au moins pour les rétroversions.* Incision transversale de la voûte postérieure du vagin devant le col, au bistouri ou au thermo-cautère, raccourcissement des ligaments supérieurs utérins, postérieurs ou ouverture du cul-de-sac de Douglas, et tamponnement avec de la gaze iodoformée jusqu'à formation d'une inflammation aseptique adhésive avec rétraction en arrière du col, imitant ainsi les cas de guérison spontanée de rétroversions par production de paramétrites postérieures et pelvi-péritonite du cul-de-sac de Douglas.

Ceci pourrait être tenté de même que les injections d'alcool et les tissus rétro-cervicaux et dans le repli de Douglas. Ces idées ont été rapidement émises par Schulze.

F. — Méthode de Seigfert. (Fixation de l'utérus en rétroflexion pour guérir le prolapsus.)

Il propose de rendre adhérent l'utérus en rétroflexion, ce qui arrive d'ailleurs toutes les fois qu'un prolapsus est replacé par une main inexpérimentée, et maintenu par un pessaire ordinaire.

Quand l'utérus bien réduit a son fond dans le cul-de-sac de Douglas, il contracte des adhérences péritonéales; mais dès que le pessaire est enlevé, ces adhérences ne sauraient mettre obstacle à un nouveau prolapsus même partiel (1).

G. — MÉTHODE THURE-BRANDT.

Massage utérin appliqué aux maladies utérines et *spécialement au prolapsus*. — Nous ne faisons que signaler ce mode de traitement; il nous paraît un moyen infidèle et pouvant être parfois dangereux (2).

H. — COLPOPÉRINÉORRAPHIE. ÉLYTRORRAPHIE.

Signalons les opérations plastiques sur le col, sur le vagin, le périnée; elles auraient donné des succès nombreux; M. Doléris, qui les pratique souvent, n'aurait eu qu'à s'en louer. Peut-être dans certains cas de prolapsus [vaginaux] pourrait-on les associer à l'hystéropexie comme MOYEN DE SOUTÈNEMENT COMPLÉMENTAIRE. Mais, érigées en méthode de traitement de l'utérus prolabé, ces opérations, croyons-nous, sont impuissantes seules à le SOUTENIR, elles peuvent le maintenir; ce qui

(1) Cette conception opératoire est restée à l'état de vue théorique, mais n'a point, croyons-nous, été mise à exécution.

(2) *Bulletin de thérapeutique*, 15 janvier 1889, etc., etc. Les auteurs allemands insistent beaucoup sur ce mode de traitement; mais c'est à dessein que nous n'en parlons pas davantage.

est tout différent. En effet, ces opérations plastiques constituent pour l'utérus descendu un plancher plus ou moins résistant, mais l'organe déplacé n'occupe plus sa situation normale dans l'excavation du bassin. Pour restituer à l'utérus sa situation, il faut suppléer aux moyens de fixité, devenus insuffisants, en créant des *ligaments accessoires;* c'est le but proposé et atteint par la fixation de la face antérieure de l'utérus à la paroi abdominale et sur une large surface. L'utérus reprend ainsi sa place habituelle; il se trouve SUSPENDU, SOUTENU, et ainsi on tend à réaliser les conditions de la statique normale de l'utérus. En outre, les phénomènes de stase sanguine sont évités, d'où partant on soustrait cet organe aux symptômes de congestion dont la persistance ne tarde pas à engendrer l'hypertrophie utérine et la métrite avec toutes ses conséquences. Et cependant les défenseurs des opérations plastiques enseignent eux-mêmes qu'il faut toujours traiter la métrite, si elle existe, avant de tenter l'une d'elles. Dès lors ne sont-ils pas doublement illogiques en préconisant un procédé qui peut bien empêcher l'irruption hors de la vulve, de l'organe malade; mais incapable de le soustraire d'une façon efficace à la pression abdominale et aux causes multiples qui entravent, modifient la circulation utérine, conditions à ne pas négliger dans la pathogénie des métrites. Celles-ci, bien qu'ayant largement bénéficié des doctrines microbiennes modernes, ont toujours à compter avec une perturbation circulatoire locale, prolongée.

Pour résumer notre opinion, nous dirons qu'il faut non seulement *maintenir*, mais surtout SOUTENIR, SUSPENDRE l'utérus prolabé « qu'on nous passe l'expression »; qu'il lui faut non un *tuteur*, mais un *suspensoir sus-pubien* réalisé par la fixation ADHÉRENTIELLE, ASEPTIQUE et VOULUE de l'utérus à la paroi abdominale (1).

I. — Procédé de Péan.

Nouveau procédé opératoire contre le prolapsus utérin :
Vagino-fixation.

M. Péan vient d'imaginer un nouveau mode opératoire du prolapsus. Nous en donnons la description telle que l'auteur l'a publiée.(*Bulletin médical*, 27 févr. 1887.)

« A l'état normal, les moyens de suspension de l'utérus sont multiples et variés ; la plupart d'entre eux étant exposés, avec tous les détails qu'ils méritent dans vos livres classiques, je n'ai pas à vous les indiquer, mais il en est un sur lequel on n'insiste peut-être pas assez, c'est l'adhérence des parois latérales du vagin avec le petit bassin. Cette adhérence s'établit surtout au moyen du tissu cellulaire résistant interposé entre les deux régions, et au milieu duquel rampent de nombreux vaisseaux artériels et veineux. Sous l'influence des tiraillements répétés qui sont la conséquence forcée de la descente de la matrice, ce tissu cellulaire devient de plus en plus lâche au point, qu'à son niveau, il se forme une

(1) Le CLOISONNEMENT DU VAGIN, d'après le procédé du professeur LE FORT, nous paraît être une méthode de *nécessité* et jamais de choix. L'âge de la malade doit être, selon nous, le facteur le plus important dans la détermination de cet acte opératoire, qui pourrait, dans *certains cas*, réussir, là où d'autres auraient échoué.

véritable bourse séreuse accidentelle. C'est pour rétablir le soutien que la matrice trouve dans ces adhérences de la paroi latérale du vagin et la face interne du petit bassin, que j'ai imaginé l'opération que j'avais à exécuter, et dont il me reste à vous indiquer le manuel opératoire.

« L'antisepsie du vagin ayant été faite *aussi complètement que possible*, la veille et le jour de l'opération, la femme est endormie, couchée sur le dos. Cela fait, je saisis la cloison recto-vaginale au moyen de deux pinces dont l'un des mors est introduit dans le rectum et l'autre dans le vagin. Ces pinces sont portées, l'une à droite l'autre à gauche, aussi en dehors que possible, de façon que toute la paroi rectale soit comprise entre elles : ceci permet de manœuvre en avant de chacune d'elles, sans crainte de blesser le rectum. On pince ensuite de la même façon la cloison vésico-vaginale avec des pinces à mors plus flexibles, dont une branche est introduite dans le vagin, une dans la vessie. Ces pinces étant également portées aussi en dehors que possible, la totalité de la portion de vagin correspondant à la vessie est comprise entre elles, et l'on peut manœuvrer en arrière sans avoir à craindre la lésion du réservoir urinaire. Si cette première partie de l'opération a été bien conduite, il est facile de comprendre qu'entre les deux pinces du côté droit et les deux pinces du côté gauche se trouve une portion de vagin qui correspond à sa partie latérale, et, dans cet espace ainsi limité, le chirurgien peut manœuvrer à son aise, sans avoir à craindre la blessure d'aucun organe profond.

La malade est ensuite couchée sur le côté gauche, de façon à rendre plus facilement accessibles les parois latérales limitées comme il vient d'être dit. D'ailleurs, des aides maintiennent écartées les uns les cuisses, les autres la fesse gauche, tandis que d'autres écartent l'une de l'autre les parois antérieure et postérieure du vagin. Ce dernier résultat est obtenu au moyen des écarteurs coudés à angle droit de notre modèle.

Cela fait, et sans qu'il soit nécessaire de procéder à aucun avivement, nous traversons avec l'aiguille chasse-fil, et d'avant en arrière, la paroi latérale dans toute sa largeur, en ayant soin de pénétrer aussi profondément que possible. Il en résulte que l'anse conduite par le chasse-fil comprend non seulement la muqueuse vaginale, mais une grande épaisseur de tissu cellulaire, ainsi que la bourse séreuse accidentelle dont il vient d'être question.

Nous passons ainsi des fils dans toute la hauteur du vagin, en ayant soin de les maintenir rapprochés de 2 centimètres l'un de l'autre. Lorsqu'ils sont ainsi placés, ils forment les barreaux d'une échelle dont les deux pinces d'un même côté forment les montants. Cette opération ayant été répétée des deux côtés, chaque fil est serré de façon à étreindre très fortement les tissus compris dans son anse.

Le résultat immédiat de cette opération est facile à comprendre : la paroi du vagin se trouve en quelque sorte suturée à la paroi correspondante du petit bassin.

En ce qui concerne les résultats éloignés, voici comment les choses se passent. Les fils étant laissés en place trois semaines, et plus au besoin, ils coupent peu à peu les tissus qu'ils embrassent, mais au fur et à mesure que cette section s'opère, les parties divisées se cicatrisent, et finalement la partie latérale du vagin présente une série de brides cicatricielles transversales, allant dans la profondeur jusqu'au voisinage des os, et remplaçant par des adhérences organiques, l'adhérence mécanique qui résultait de la présence des fils.

Il va sans dire, d'ailleurs, que cette opération *n'exclut en aucune façon la périnéorraphie comme opération complémentaire.* Le rétrécissement de l'orifice vulvaire, conséquence de cette dernière, vient apporter un nouveau point d'appui à l'utérus prolabé, et je n'ai pas besoin d'insister pour vous faire comprendre les avantages qu'il y a à multiplier les soutiens de cet organe ainsi déplacé. De même, il sera toujours utile de faire *porter un pessaire à la malade.* Sans doute, la nécessité où se trouvent les malades de faire usage de cet instrument ne nous permet pas de décrire ces opérations comme étant des « *cures radicales* »; mais il faut bien reconnaître que tous les autres procédés habituellement mis en usage sont dans le même cas. Par contre, ils sont loin de présenter tous le caractère de bénignité absolue qui s'attache à l'opération si simple que je viens de vous décrire. »

L'auteur, comparant son procédé à l'hystéropexie, naturellement se prononce en faveur de son opération.

« Mais, parce que la laparotomie est une opération utile dans nombre de cas, je crois qu'il ne faut pas la compromettre en l'appliquant à des cas justiciables de moyens plus anodins. La ventro-fixation a déjà donné une mort ; j'ignore si ce décès est le seul que l'on puisse mettre à l'actif de cette opération, cependant encore toute récente ; mais, dans tous les cas, il est légitime de penser qu'un pareil accident pourra se reproduire un jour ou l'autre. En peut-il être de même avec la vagino-fixation ? J'en doute fort. En tous cas, il suffit de réfléchir un peu pour se rendre compte que, sous le rapport de la bénignité, cette vagino-fixation — qui n'est en somme que le passage d'une aiguille au travers de tissus ne renfermant aucun organe important — est bien supérieure à la ventro-fixation, qui exige, comme opération préliminaire, l'ouverture large de la cavité abdominale.

« En ce qui concerne l'efficacité relative des deux méthodes, il est assez difficile de se prononcer en ce moment d'une façon définitive ; cependant, nous avons déjà des données suffisantes, pour nous permettre de dire que, dans les quelques cas où nous l'avons pratiquée, la vagino-fixation a toujours suffi à rendre la vie des malades très supportable. En sera-t-il de même avec la ventro-fixation ? C'est peu probable, car il est facile de prévoir les nombreux inconvénients qui seront la conséquence de la soudure de l'utérus et de la paroi abdominale. Ce sont d'abord les tiraillements que l'utérus ne peut manquer d'exercer sur les adhérences établies par le chirurgien, et si celles-ci ne cèdent pas — ce qui aurait pour résultat la reproduction de l'infirmité — de vives douleurs en seront la conséquence pour les malades. »

La lecture de l'article de M. Péan nous a suggéré quelques réflexions. D'abord ce tissu cellulaire résistant que M. Péan met si largement à contribution pour le besoin de la cause possède des vaisseaux artériels et veineux, des nerfs assez nombreux s'y rencontrent Eh bien, dans ce procédé consistant à enfoncer les fils profondément et très près des os, n'est-il pas à craindre que, agissant à l'aventure, on ne lèse ces organes qui sont importants? on court ainsi au devant de leur destruction. Est-ce là le but proposé? Non évidemment. Le procédé dès lors, est-il très recommandable?

Le port d'un pessaire est nécessaire dans la suite; mais, dit-il, il faut bien reconnaître que tous les autres procédés habituellement mis en usage sont dans le même cas et ne peuvent prétendre à la cure radicale.

Affirmation purement gratuite. M. Terrier, repoussant systématiquement le pessaire n'en a jamais fait porter à ses trois opérées d'hystéropexie; la malade de M. Tuffier est dans le même cas; donc tous les autres procédés n'imposent pas à leur suite comme complément indispensable l'usage du pessaire.

M. Péan, à propos de l'efficacité relative de l'hystéropexie et de la vagino-fixation, pense qu'il est assez difficile de se prononcer en ce moment d'une façon définitive : c'est tout au moins là une prudence élémentaire.

Nous regrettons vivement que, au lieu de se servir de termes vagues, l'auteur ne précise pas le nombre de cas opérés par son procédé ; car en somme quel est le bilan des vagino-fixations? Quand a-t-elle été pratiquée pour la première fois ? Que sont devenues les malades ? Nous l'ignorons complétement. Cette phrase : « les quelques cas où nous l'avons pratiquée, etc. » ne nous est d'aucun enseignement à cet égard. Et quand il s'agit d'établir un parallèle entre deux méthodes, faut-il encore avoir des éléments d'appréciation et où les puiser? Dans la discussion d'observations publiées à l'actif des deux méthodes, le nombre des faits recueillis par nous n'est pas très considérable, nous le concédons: mais dix observations sont toujours préférables à la publication d'un cas unique, isolé, solitaire. Dès lors, pour nous au moins, la question de *comparaison* et *d'efficacité* ne peut dès lors se poser. D'ailleurs M. Péan a-t-il jamais pratiqué l'hystéropexie? Nous ne le croyons pas.

« L'ouverture large de la cavité abdominale constitue une infériorité pour l'hystéropexie », nous trouvons, nous, au contraire, que la laparotomie, premier temps de l'opération de M. Terrier, est une des principales raisons qui nous fassent la préférer à la vagino-fixation. Dans l'hystéropexie on agit à ciel ouvert; dans la vagino-fixation, on agit à *l'aveugle*, et il nous semble bien difficile de limiter exactement son champ opératoire.

Et ces vives douleurs créées par des adhérences que redoute M. Péan? Ne sont-elles plus à craindre avec du tissu cicatriciel, avec un *vagin barré*. Que M. Péan lise les observations publiées; il verra que non seulement l'hystéropexie n'est pas un gage de douleur pour l'avenir, mais les a fait disparaître quand elles existaient.

D'où partant, la vie des *hystéropexiées* est des plus supportables ; qu'on se reporte pour vérifier l'exactitude de ce que nous avançons, aux observations.

Dumoret.   6

Troubles de la miction, nuls ou de peu de durée.
Que l'on parcourt, les cas publiés. Nous ne pouvons donner de meilleur argument. Il ne s'agit pas de savoir si l'hystéropexie peut être coupable de tous les méfaits qu'il est plausible de pouvoir lui prêter théoriquement ; il faut voir ce qu'elle a donné et le juger d'après les faits.

A côté du procédé préconisé par Péan, peut prendre place une nouvelle opération, conçue et exécutée par Candela, chirurgien espagnol. Nous la décrirons très brièvement.

J. — Hystéro-gastrorraphie vaginale (Candela).

Candela donne au nouveau procédé qu'il a imaginé le nom d'*hystéro-gastrorrhaphie vaginale*.

[L'auteur divise la technique opératoire en trois parties, savoir : 1° soins préliminaires ; 2° opération ; 3° soins consécutifs (1).

1° Dans la première partie l'auteur comprend tout d'abord le traitement des états morbides qui dérivent du prolapsus ou de la rétroversion. On doit s'abstenir d'une intervention active tant qu'il y aura un état inflammatoire, soit du côté de l'utérus, soit du côté des annexes.

Les préparatifs consistent à préparer convenablement la malade et à obtenir une dilatation de l'utérus suffi-

____

(1) Communication orale faite au Congrès des sciences médicales. Barcelone, septembre 1888, et analysée dans les nouvelles archives d'obstétrique et de gynécologie, n° 6, 25 juin 1889, p. 271 et suiv.

sante, afin de permettre le passage d'une sonde d'un certain calibre.

Antisepsie rigoureuse.

Deux instruments spéciaux sont nécessaires : une petite plaque en ivoire pour fixer le fil de la suture et une longue canule-aiguille pour placer des fils. La canule porte un conducteur métallique à extrémité lancéolée et perforée sur la partie médiane. Grâce à un bouton situé sur le manche de l'instrument, l'opérateur peut, à volonté, faire sortir ou rentrer l'aiguille.

Il y a une constatation très importante à faire avant de décider l'opération, c'est de s'assurer, à différentes reprises, s'il est possible de mettre le fond de l'utérus en rapport direct avec la paroi abdominale, ce qu'on obtient facilement par l'action combinée d'une sonde introduite dans l'utérus avec une pression suffisamment forte exercée sur l'abdomen.

Quand l'accès de l'organe utérin à travers les parois du ventre est facile, comme cela arrive d'ordinaire chez les femmes maigres et à vagin élargi, la position à donner à la malade est la position dorsale, les cuisses fortement relevées. En dehors de ces conditions favorables, le D' C... conseille le décubitus dorsal génu-pectoral.

II. — Sonde dans la vessie. Fixation de l'utérus. Introduction de la canule que l'opérateur tient de la main droite, jusqu'au fond de la matrice, en se servant comme guide de la sonde uréthrale qu'il tient de la main gauche. La sonde uréthrale est confiée à un aide. Avec la main gauche libre, le chirurgien déprime alors la paroi abdominale, afin de la rapprocher du fond de l'utérus qui, à son tour, est poussé par l'aiguille, mais dans un sens opposé.

Il faut alors s'assurer que la paroi utérine et la paroi abdominale sont bien en contact, et que l'aiguille occupe bien un des angles de l'utérus. Cette double constatation faite, on fait jouer le bouton, et l'on voit le conducteur traverser d'une façon presque simultanée la paroi utérine et la paroi abdominale. Un aide passe le fil dans l'aiguille, qu'on retire en lui faisant suivre le même chemin qu'au moment de son introduction. Cela fait, on place un second fil par une manœuvre identique à l'autre angle utérin, en ayant bien soin de pratiquer la perforation des parois de façon que les orifices abdominaux se trouvent situés sur une même ligne transversale et séparés l'un de l'autre par une distance de 3 à 4 centimètres. On noue les chefs qui pendent à la vulve, et l'on attire doucement un des chefs abdominaux pour faire passer le nœud à travers l'orifice; un seul fil reste donc en place, dont les bouts sont maintenus par l'aide. L'opérateur constate encore une fois que rien n'a été compris entre les deux surfaces à suturer, et après avoir rapproché exactement le fond de l'utérus de la paroi abdominale par une manœuvre combinée, on serre la suture, en faisant passer les fils par les échancrures qui existent aux extrémités de la plaque en ivoire.

Pour favoriser l'inflammation adhésive, l'auteur verse à travers les orifices des fils quelques gouttes de teinture d'iode.

Les soins consécutifs sont des plus simples. Application d'un bandage de corps.

Large irrigation antiseptique de l'utérus.

Introduction d'une assez forte quantité de gaz iodoformé et de coton antiseptique afin de maintenir. autant que possible, l'utérus dans sa nouvelle position.

Calmer les douleurs occasionnées par l'opération elle-même et les douleurs produites par la phlogose déterminée par l'iode sur les séreuses.

Au bout de trois ou quatre jours examiner la suture et, vers le huitième ou le dixième jour, enlèvement du fil.]

L'auteur compte à son actif un seul et unique cas, il est dès lors impossible de porter un jugement sur un procédé opératoire qui n'a pas la sanction de la clinique.

Cependant nous formulerons quatre objections principales :

1° Éventualité possible d'intéresser l'intestin au cours de l'opération.

2° Voie choisie pour arriver à la fixation du fond de l'utérus, éminemment septique (1) : voie VAGINALE.

3° Impossibilité par ce procédé aveugle de se rendre compte de l'état des annexes; d'où intervention INCOM-

(1) G. Winter. — Les micro-organismes du canal génital de la femme saine (Zeitschrift. f. Geburtsk. u. Gynæk., t. XIV, fasc. II). « Le canal génital de la femme saine, au niveau du vagin et du cervix contient des micro-organismes », telle est la conclusion du travail de Winter. *Dès lors, sanction du simple bon sens et de l'observation clinique*, par la BACTÉRIOLOGIE, science POSITIVE, et dont les renseignements, *faciles à contrôler*, n'en restent pas moins INEXORABLES et INDISCUTABLES.

PLÈTE et de ce chef défectueuse, la salpingo-ovarite étant souvent une lésion connexe du prolapsus utérin ;

4° Insuffisance des fils fixateurs, deux seulement, et encore traversent-ils l'angle utérin, au lieu d'être échelonnés sur la paroi antérieure, SEUL MOYEN D'ESPÉRER UNE FIXATION DURABLE.

La voie vaginale est également suivie par Schucking.

K. — OPÉRATION DE SCHUCKING (1).

Adrian Schucking de Pyrmont a opéré deux cas de prolapsus par son procédé de ligature utéro-vaginale qu'il a imaginé pour guérir les rétro-flexions utérines. Ces deux opérations ont été suivies de succès. Mais l'instrument dont s'est servi ce chirurgien diffère notablement de celui employé pour les rétro-flexions.

Le procédé auquel a eu recours Schucking dans les deux cas consiste à introduire une aiguille courbe spéciale chargée d'un fil de soie dans l'intérieur de la cavité utérine ; la vessie a été refoulée en haut à l'aide d'une sonde placée dans son intérieur.

Une partie de l'aiguille mobile, par le mécanisme d'un ressort, traverse la paroi antérieure de l'utérus et vient ressortir dans le cul-de-sac antérieur du vagin ; pendant ce trajet l'aiguille porte toujours le fil de soie. Celui-ci est alors retiré de l'aiguille qui, elle-même est

(1) Thomas (de Tours) a, dès 1884, présenté à la Société de Chirurgie un rapport sur le traitement du prolapsus par la ligature élastique. Cette méthode, en fin de compte, est UNE HYSTÉRECTOMIE PARTIELLE.

dégagée des tissus utéro-vaginaux par un mécanisme
inverse; le fil de soie est lié. On le laisse en place pendant *quinze* jours, il est enlevé au bout de ce temps.

Il faudrait, pour juger la méthode, des cas plus nombreux; cependant Schucking aurait, par l'application
de ce procédé aux rétro-déviations, obtenu une immo-
bilisation parfaite de l'organe déplacé, le même avenir
est peut-être réservé à la technique de Schucking dans
la cure de l'utérus prolabé.

L. — Rétro-fixation utérine

Sous le nom de « *Rétro-Fixation utérine* », W. A.
Freund (de Strasbourg) décrit un procédé spécial. Cette
opération serait indiquée dans les prolapsus graves de
l'utérus et du vagin. Il consiste, après avoir fait une
large ouverture du cul-de-sac de Douglas, à suturer la
face postérieure de l'utérus au péritoine, situé au-dessus
du promontoire dans les environs des ligaments utéro-
sacrés. L'auteur ajoute qu'il a soin de faire sa suture
au-dessous des ligaments utéro-sacrés, de manière à
éviter le rectum (1).

M. — Opération d'Alquié-Alexander

L'opération d'Alquié-Alexander a été depuis quelques
années préconisée dans la cure de l'utérus prolabé; les
partisans de la résection des ligaments ronds ont-ils

(1) In *Semaine médicale*, 19 juin 1889, p. 292. Troisième Congrès
de la Société allemande de Gynécologie tenu à Fribourg-en-Brisgau
du 12 au 14 juin 1889.

obtenu les résultats espérés ? nous ne le croyons pas. D'ailleurs nous n'avons qu'à relater les opinions des gynécologistes les plus compétents et nous verrons que l'accord est loin d'être fait entre eux sur ce point.

Kelly, à propos de l'appréciation de l'Alexander et de l'hystéropexie, se livre à une longue digression (1).

« Quels services cette opération peut-elle rendre dans les cas de prolapsus et jusqu'à quel point remplacera-t-elle le raccourcissement des ligaments ronds. Je ne suis convaincu ni par la théorie, ni par l'observation clinique qu'une aussi simple suspension, obtenue par les ligaments ronds ou par la suture puisse soutenir d'une manière permanente le poids total de l'utérus et le plancher pelvien qui l'attire en bas. Ajoutez à cela les variations de pression intra-abdominale qui agissent dans un sens défavorable à l'opération.

« Pour guérir un prolapsus, on est obligé de porter son attention sur deux points : le fond de l'utérus devra être maintenu en avant et le col bien en arrière, si l'on permet au col de descendre, l'utérus tombera davantage dans l'axe du vagin.

« Toutes les opérations vaginales procèdent de cette façon, c'est-à-dire par l'emploi d'un solide point d'appui reporté en arrière par le raccourcissement de la paroi antérieure, formant ainsi une charpente résistante s'étendant de l'urèthre au col utérin et servant dès lors à celui-ci de support et de maintien. Ceux qui se contentent de cette opération seule-

(1) Ces longues considérations, il faut bien le reconnaître, sont un peu théoriques.

ment, sont guidés par l'espoir que les ligaments utéro-sacrés et les ligaments larges se modifieront suffisamment pour maintenir l'utérus en antéversion bien accusée. Il arrive parfois que le vagin placé plus horizontalement qu'à l'état normal contribue à produire ce résultat car alors la pesanteur et la pression intra-abdominale concourent à la conservation de l'antéversion.

« Il est donc évident que tout procédé opératoire rationnel doit comprendre les deux facteurs suivants :

« 1° Fixation du point d'appui à la jonction du col et du vagin et maintien du plus long bras de levier en antéversion (l'utérus depuis le point d'appui jusqu'à son fond). Il est également évident que le point d'appui étant ainsi fixé, le bras de levier déjà nommé l'emporte tellement sur l'autre bras représenté par la portion vaginale du col qu'il suffit d'une très petite force agissant à son extrémité libre pour le maintenir en position. Ce même raisonnement explique les succés à la suite d'amputation du col — un simple fil retiendra donc en place un énorme corps utérin si la fixité du col est telle que le plus léger mouvement de descente ne puisse se produire.

« *Je conseillerai vivement dans toute opération suprapubienne pour prolapsus, de ne pas se contenter de la fixation abdominale antérieure et de songer à la fixation du col soit par une opération vaginale préliminaire, soit au moyen d'un pessaire approprié.*

« *Comparée à la résection des ligaments ronds, cette méthode (l'hystéropexie) offre de nombreux avantages mécaniques.* Lorsque le prolapsus est complet, une traction exercée sur ces ligaments élève l'utérus directement sans inconvénient mécanique, mais à mesure qu'il s'élève, la *traction se fait de plus en plus dans un sens perpendiculaire à celui de la pesanteur*. Lorsqu'il approche du niveau des canaux inguinaux, la perte de puissance est énorme et c'est là le principal inconvénient de la méthode en question. *Dans l'hystérorrhaphie, il n'existe pas de semblable inconvénient.* Il est néanmoins important dans cette dernière opération, en cas de prolapsus, d'assurer la fixation de l'utérus le plus près possible de la paroi abdominale ; *trois centimètres au-dessus du pubis, sans entraver les fonctions de la vessie*, car une forte élévation au fond de l'utérus amène la base de cet organe dans la direction du vagin d'où une plus grande prédisposition aux déplacements (1).

Dans les cas où la ventro-fixation doit être associée à une opération complémentaire, M. Pozzi (2) pense qu'elle n'a aucune supériorité sur l'opération d'Alexander qui, elle aussi, ne peut que rarement suffire dans ces cas complexes, mais n'en constitue pas moins un précieux auxiliaire. Parlant du parallèle entre la ventro-fixation et le raccourcissement des ligaments ronds, il envisage ces deux opérations au point de vue de la gravité et de l'efficacité. « Sur le premier point, il est inutile d'appesantir? cette considération ne résout pas la question sûrement, mais elle impose à tout chirurgien

(1) Howard Kelly. *Hystérorrhaphie* ; la the *American Journal* obstetrics. Janvier 1887, p. 11.

(2) *Loc. citato*, p. 503.

le devoir de ne recourir au procédé le plus grave qu'après avoir tenté le plus bénin.

Reste le point de vue de l'efficacité. Les opérations sont trop rares et trop récentes pour se prononcer. »

John Phillipps (1), faisant allusion à sa malade atteinte de prolapsus, traitée par l'hystéropexie, écrit : « Je repoussai l'idée d'entreprendre l'opération d'Alexander-Adams, parce que la patiente était extrêmement grasse et parce que sur le cadavre je n'avais réussi à trouver les ligaments que deux fois sur six, *les probabilités d'une cure permanente par cette méthode étant du reste très problématiques.* »

M. le professeur Trélat, dans une récente discussion au sein de la Société de Chirurgie porte le verdict suivant : « L'opération d'Alquié-Alexander *a fort peu d'action* sur le prolapsus, d'après son expérience personnelle ; cette affection exige d'autres procédés (résection du col, opérations plastiques sur le vagin et à la rigueur hystéropexie).

Après une expérience qui a déjà sa valeur, portant sur 17 cas, j'en suis venu à dire que l'*opération d'Alexander est à peu près destinée à combattre la rétroflexion mobile ou facilement mobilisable,* que là est son VÉRITABLE RÔLE et qu'elle satisfait complètement à cette indication, tandis qu'elle est INCERTAINE contre les rétroflexions adhérentes et N'AGIT PAS *sur le prolapsus.*

J'ai exposé cette manière de voir à la Société de chi-

(1) John Phillipps. *On central fixation of the uterus for intractable Prolapsus* ; In *the Lancet*, n° XVI, p. 700, octobre 20, 1888. London.

rurgie, séance du 27 mars (1). L'une des grandes raisons pour lesquelles beaucoup de chirurgiens ont renoncé à l'Alexander, c'est qu'ils l'ont appliqué à des
prolapsus, *ils allaient contre l'indication* (2).

M. Richelot exprimant son opinion sur l'Alexander,
appliqué à la cure du prolapsus, déclare que dans le prolapsus utérin, l'opération d'Alexander peut être indiquée
toutes les fois qu'on juge utile de venir en aide par un acte
complémentaire, aux divers procédés de colporrhaphie.

Dans les cas de récidive, l'opération d'Alexander peut
être bonne, mais la voici en lutte avec l'hystéropexie.

J'avoue que cette dernière me paraît être ici, au même
titre que le raccourcissement des ligaments ronds, une
opération adjuvante; autant je l'adopte volontiers, comme
satisfaisant aux indications, dans les rétro-déviations
qui en valent la peine, autant je me retiens *a priori*, de
l'accepter comme traitement ordinaire du prolapsus.

Remplacera-t-elle l'opération d'Alexander? Peut-être;
*car elle aura toujours un mérite de plus, celui de mettre à
nu l'appareil utéro-ovarien et de favoriser le traitement des
complications* » (3).

N'est-ce pas là un avantage que lui assure une supériorité notable? Ce traitement des complications est
très important; témoin le second fait publié par M. Terrier, où l'irréductibilité était due à une ancienne salpingo-ovarite. Qu'eût fait en présence de ce cas l'A-
lexander? Bien piteuse mine ; le résultat eût été nul ;

(1) Professeur Trélat. Communication écrite.
(2) Notes inédites de M. le professeur Trélat.
(3) *Bull. de la Soc. de Chir.* Séance du 27 mars, p. 272, Richelot.

pas de guérison ; les complications se fussent accrues
tout à leur aise en dépit du raccourcissement des ligaments ronds et le diagnostic de l'irréductibilité n'aurait
pas été probablement fait.

M. Richelot adresse ensuite au raccourcissement des
ligaments ronds un reproche général. L'opération
d'Alquié-Alexander peut échouer par la constitution
défectueuse du ligament rond et peut amener des her-
nies inguinales (1).

L'opération d'Alquié-Alexander est une opération
aveugle qui agit empiriquement.

L'hystéropexie, qui lui fait en ce moment concurrence
me paraît, à ce point de vue, très supérieure.

L'incision abdominale par laquelle on va chercher
l'utérus pour le fixer à la paroi est d'abord *exploratrice*;
elle permet de rompre des adhérences PLUS OU MOINS
RECONNUES ? par le toucher, de constater des lésions tubo-
ovariennes et de les enlever, ce qui peut devenir un
temps important, la fixation n'étant plus qu'un temps
accessoire (2).

M. Segond émet une opinion très ferme sur la valeur
qu'il accorde à l'Alquié-Alexander dans le traitement
du prolapsus. « A mon sens, le *raccourcissement des ligaments ronds est* IMPUISSANT A CORRIGER LE PROLAPSUS.

« Sauf exception, je crois que l'opération d'Alquié
donne des résultats TRÈS MÉDIOCRES dans le traitement
du prolapsus utérin (3) ».

(1) Richelot. *Loco citato.*
(2) Richelot. *Loco citato.*
(3) Segond. *Bull. Soc. de Chir.* Séance du 27 mars, p. 205.

Mais en compulsant les différentes observations de prolapsus utérin traité par l'opération d'Alquié-Alexander, nous nous sommes fait de ce mode d'intervention une opinion assez nette.

D'abord, l'allongement des ligaments ronds dans les cas de prolapsus est consécutif à la chute de l'utérus et résulte de la traction exercée par le poids du corps. L'utérus ne tombe donc pas par l'allongement des ligaments ronds comme le veulent les partisans de l'Alexander, vu qu'ils ramènent l'utérus à sa position naturelle.

On ne trouve souvent les ligaments ronds qu'avec de grandes difficultés, souvent leur découverte est même impossible. Cela est arrivé à Alexander lui-même.

L'opération d'Alexander est quelquefois impossible (*dans le cas de friabilité extrême des ligaments il y a eu rupture*) et d'autres fois notoirement insuffisante (1).

D'ailleurs, en y réfléchissant, est-il permis de fonder grand espoir sur le raccourcissement des ligaments ronds? En effet, ce n'est pas le relâchement des ligaments ronds qui engendre le prolapsus, mais bien celui des ligaments utéro-sacrés; encore faut-il tenir compte du relâchement combiné de tous les moyens de fixité de l'utérus et ils sont nombreux ! Et il est réalisé souvent, de là le terme de « prolaxus vagineux » employé par M. le professeur Trélat, et qui a l'avantage de montrer la complexité des accidents accompagnant la chute de l'utérus.

(1) Est-elle absolument exempte de danger ! Alexander lui-même a eu une péritonite suraiguë chez une de ses opérées.

ADDENDUM

Sur le point de faire tirer nos exemplaires d'auteur, nous découvrons une nouvelle monographie consacrée à l'étude du traitement chirurgical du prolapsus utérin (1). Dans cette étude fort intéressante, mais d'une brièveté regrettable (2), l'auteur de ce mémoire, dont le titre nous promet beaucoup, se borne à passer en revue l'opération du professeur Le Fort, l'Alexander et l'Hystéropexie. Il considère celle-ci comme *la dernière cartouche restant au chirurgien* « désillusionné sans doute », Il se montre plein de condescendance à l'égard de l'Alexander, publie des cas favorables à la méthode. Si l'auteur eût feuilleté plus à fond la littérature médicale, Il eût pu se convaincre du nombre *pondérable* des échecs de l'Alexander. Pour M. Gauja, l'hystéropexie est une opération de NÉCESSITÉ mais JAMAIS DE CHOIX. Nous différons complètement d'avis.

(1) *Étude critique sur le traitement chirurgical contemporain du prolapsus utérin*, Dr Gauja, Bordeaux, 1889.

(2) 28 pages de texte.

CHAPITRE V

SUITES OPÉRATOIRES. — PRONOSTIC.

Toutes les observations d'hystéropexie appliquée au prolapsus utérin que nous avons pu recueillir, nous les avons publiées ; elles s'élèvent à 25, plus quelques-unes dues à Schrœder ; mais, malgré nos recherches, nous n'avons pu en connaître le nombre exact. Nous les donnons sous forme de tableau :

Hystéropéxies de propos délibéré pour prolapsus.

N°	NOM DE L'OPÉRATEUR	AGE DE LA MALADE	DIAGNOSTIC	DATE DE L'OPÉRATION	RÉSULTAT DÉFINITIF.
1	Müller............	38 ans	Enorme prolapsus utérin.	16 juin 1879.	Récidive.
2	Kühn............	27 ans	Prolapsus total de l'utérus et du vagin.	17 août 1881.	Guérison.
3	Olshausen.......	41 ans	Prolapsus utérin.	1886	Récidive.
4	John Phillipps ...	40 ans	Prolapsus utérin irréductible.	7 mars 1888.	Réduction parfaite.
5	F. Terrier........	38 ans	Prolapsus au 2e degré.	7 août 1888.	Réduction complète. Examen de la malade le 2 mars 1889.
6	Rubeska........		Prolapsus énorme avec chute du vagin.	août 1888	Le 15 février 1889, utérus bien fixé; persistance de la chute du vagin.
7	Tuffier	49 ans	Prolapsus utérin. Hypertrophie utérine. Cystocèle.	15 octobre 1888.	Utérus parfaitement fixé derrière la paroi abdominale (1er mars 1889).
8	Lauwers..........	62 ans	Prolapsus utérin avec cystocèle.	10 décembre 1888.	Résultat excellent.
9	F. Terrier.......	47 ans	Prolapsus complet.	21 décembre 1888.	Fixation de l'utérus à la paroi abdominale irréprochable.
10	Polaillon.........	50 ans	Prolapsus utérin complet.	22 décembre 1888.	Morte de péritonite le 28 déc. L'utérus est retombé dans le petit bassin (1.
11	F. Terrier.......	31 ans	Prolapsus utérin avec léger degré de cystocèle.	2 février 1889.	Fixation de l'utérus à la paroi abdominale parfaite.

(1) On nous a parlé d'un nouveau décès à l'actif de l'hystéropéxie, nous nous sommes informé, nous avons écrit, nous sommes encore à recevoir une réponse.

Hystéropéxies complémentaires.

N°	NOM DE L'OPÉRATEUR	AGE DE LA MALADE	DIAGNOSTIC	DATE DE L'OPÉRATION	RÉSULTAT DÉFINITIF
1	Kaltenbach	47 ans	Prolapsus avec myome utérin.	2 décembre 1876.	Réduction complète : la malade a été revue le 2 janvier 1877.
2	Müller............	48 ans	Prolapsus utérin avec allongement de l'organe et coexistence de fibro-myome.	4 juin 1877.	Fixation de l'utérus à la paroi abdominale. La malade a été revue le 11 août 1878
3	Müller............	49 ans	Prolap. av. myome utér.	23 août 1878.	Suites excellentes.
4-5	Zweifel (2 cas)....		Prolapsus total de l'utérus et du vagin.	1879.	Reproduction du prolapsus dans les 2 cas.
6	S. Pozzi..........	56 ans	Tumeur de l'ovaire. Prolapsus utérin. Pas d'allongement hypertrophique.	mai 1882.	Guérison maintenue.
7	Brennecke	72 ans	Tumeur de l'ovaire droit, prolapsus utérin.	1883.	La malade se porte très bien.
8	Brennecke	36 ans	Kyste dermoïde de l'ovaire gauche, prolapsus.	1885.	L'utérus retombe après quelques semaines.
9	Schroeder		Prolapsus utérin.		
10	Olshausen........	Vieille femme.	Prolapsus utérin avec tumeur ancienne.		Résultat parfait 18 mois après l'opération.
11	Lawson Tait		Prolapsus utérin.	Ablation des trompes et des ovaires. Hystéropexie.	
12	J. R. West		Tumeur ovarienne, prolapsus concomittant.	Ovariotomie, suture du pédicule à la paroi abdominale.	
13	Werth (1)		Id.	1887 (Ventro-fixation après ovariotomie).	
14	Segond	29 ans	Salpingite double, rétroversion et prolapsus.	Ablation des annexes, fixation du ligament rond gauche. Hystéropexie. 4 févr. 1889.	Fixation de l'utérus à la paroi abdominale maintenue. Malade revue en mai 1889.

(1) Cité par Pozzi. *Bulletin de la Société de chirurgie,* p. 944, t. XIV.

En résumé, nous connaissons 25 opérations d'hystéropexie se décomposant ainsi : 11 de propos délibéré, quatorze complémentaires ; les 11 premières ont donné huit succès opératoires, deux échecs (1) et une mort. Ces résultats opératoires se passent à notre avis de commentaire ; et les chiffres en pareil cas, sont la justification la plus éloquente de la légitimité de l'opération ; le pronostic opératoire y est entièrement renfermé.

Le pronostic de l'hystéropexie est celui de toute laparotomie non compliquée ; elle ne comporte pas plus de gravité, elle n'est point une opération redoutable. Envisagée dans ses suites éloignées : *absence de douleurs abdominales pelciennes, pas de troubles de la miction, locomotion facile.* La véracité de ces assertions ressort de la lecture de nos observations.

(1) Ces insuccès ne sont pas imputables à la méthode mais à la façon dont elle a été appliquée. Dans le cas de Muller (n° 1 de notre tableau) la récidive est due à la destruction des adhérences primitives de la partie restante de l'utérus, à la paroi abdominale. Si Muller avait saturé le moignon utérin à la paroi abdominale, s'il avait multiplié ses sutures, s'il avait employé pour les faire des fils solides la fixation eût été parfaite certainement.

Dans le cas d'Olshausen (n° 3 de notre tableau) l'échec tient encore à l'insuffisance des agents fixateurs, s'il eût fait comme M. Terrier, jeté sur toute la face antérieure de l'utérus des fils de catgut, il eût, sans conteste, obtenu un résultat excellent. Olshausen a tort, selon nous, d'incriminer la substance employée, qu'il multiplie ces fils fixateurs, là est la vraie et unique cause de son insuccès.

Il va sans dire que l'existence de fortes adhérences étendues surtout en surface, exposant à des déchirures intra-abdominales, aggrave le pronostic. Ce sont là des complications qui ne sont point subordonnées au prolapsus, mais subordonnées aux lésions concomitantes.

PIÈCES JUSTIFICATIVES

OBSERVATIONS

Observation I.

(Kaltenbach, 1878) (1).

Myôme sous-péritonéal du fond de l'utérus pédiculé à sa base.
Prolapsus de l'utérus notablement hypertrophié. — Disparition
du prolapsus par l'extirpation d'un gros myôme pesant 1.600 gr.
et par la fixation du fond de l'utérus élevé, à la plaie abdominale (2).

En septembre 1876 une veuve, N. N. âgée de 47 ans, me
consulta pour une chute de l'utérus, qui ne pouvait rester
réduite par aucun moyen et occasionnait chez cette femme
grasse des douleurs très violentes.

L'utérus pouvait être replacé très facilement: mais aussitôt
abandonné à lui-même, il retombait de nouveau avec une
grande force, on pouvait le sentir sur une longueur de 0,09.
Au toucher vaginal, inversion complète, le fond restait inac-
cessible. Au toucher rectal, on se rendait compte de la situation de l'utérus, les résultats de l'investigation étaient beaucoup plus nets et plus complets que ceux fournis par le
toucher vaginal.

Tout à coup, on tombait sur une tumeur dure, arrondie, faisant fortement saillie par sa partie postérieure qui effaçait le

(1) Kaltenbach. *Beitræge zur Laparotomie bei fibrosen Tumoren
des Uterus;* In *Zeitschrift für Geburtshülfe und Gynækologie,* T.
II, p. 183, 1878.
(2) Troisième observation de Kaltenbach dans son mémoire, p. 201.

calibre du rectum. Ses limites supérieures étaient établies par la palpation hypogastrique au-dessus de l'ombilic. En explorant la paroi vaginale antérieure, on sentait la tumeur faisant encore saillie au devant de la paroi antérieure de l'utérus.

L'utérus était repoussé du côté droit par la tumeur placée à gauche. Mobilité de la tumeur de tous côtés. Je ne pus sans narcose atteindre les deux ovaires, l'orifice externe du col était largement ouvert, le canal cervical permettait l'introduction du petit doigt. En aucun point, on ne sentait de tumeur proéminante dans la cavité utérine, à l'hystéromètre, 0.14.

Dans les antécédents de la malade, deux accouchements, l'un à 20, l'autre à 23 ans.

Depuis 1860, pendant de nombreuses années, métrorrhagies abondantes, celles-ci ont cessé dans ces derniers temps. Durée actuelle des règles 8 à 10 jours.

Dans la seconde moitié de ces dix jours, écoulement séreux à peine sanguinolent. Il y a deux mois, hémorrhagie très copieuse reconnaissant pour cause des efforts considérables, et ayant duré six semaines entières.

Cette hémorrhagie s'est terminée par un écoulement séreux de consistance albumineuse. Le prolapsus dont est atteinte cette femme date de huit ans.

A partir de ce moment, augmentation de la tumeur avec accentuation du prolapsus. Les principales douleurs contre lesquelles la malade réclame des secours puissants sont dues au prolapsus. Contre celui-ci, on essaie en vain le port d'un pessaire.

La moindre pression abdominale, c'est ainsi que le simple poids de la tumeur, lorsqu'elle n'occupait pas sa place habituelle, suffisait pour déterminer l'expulsion des plus gros pessaires. Aussi, dans ces conditions, ne pouvait-on pas escompter les résultats d'une opération plastique ? Il ne restait donc pour la cure radicale de ce prolapsus qu'à utiliser l'extirpation de la tumeur pour fixer le pédicule utérin à la plaie abdominale.

Opération le 2 décembre 1876, incision commençant à 0,03 au dessus de l'ombilic, descendant jusqu'à la symphyse.

On aperçoit alors à travers la plaie de la paroi abdominale, la tumeur ; le myôme enlevé, on procède à la fixation de l'utérus, à la plaie par deux broches croisées transfixant le pédicule et reposant sur la plaie abdominale. Pour amener la séreuse pariétale en contact direct avec le pédicule, je passai à travers l'utérus, le péritoine et la paroi, une aiguille chargée d'un gros fil de soie.

Le 3 janvier 1877 la malade se lève, le 14 janvier le prolapsus paraît entièrement guéri, l'utérus occupe une excellente situation dans la cavité abdominale.

Vers fin mars, éventration à partie inférieure de la plaie, santé excellente, disparition des règles.

OBSERVATION II.

(Müller, 1877, Cas I.) (1)

Fibromyome de la grosseur d'une tête d'enfant siégeant dans le corps de l'utérus ; allongement considérable et chute de cet organe. — Extirpation de la tumeur et du fond de l'utérus. Guérison.

M. B..., non mariée, âgée de 48 ans, vue le 2 avril 1877, est réglée depuis l'âge de 15 ans. Les règles revenaient régulièrement ; mais elles ont toujours été abondantes et très souvent accompagnées de douleurs dans les lombes. Les douleurs ne se sont pas montrées depuis le mois de février. Cette femme n'a jamais eu d'enfants; elle s'était toujours bien portée jusqu'il y a 11 ans, époque où, à la suite de violents efforts de pression abdominale, s'est montré un prolapsus de

(1) Muller. *Ueber Extirpation des Uterus*; in *Correspondenz-Blatt f. Schweizer Aerzte*, 1878, n° 20 et 21, p. 609 et 611.

l'utérus. Comme ce dernier augmentait constamment de jour en jour, on lui mit des pessaires de dimensions considérables ; malgré cela, le prolapsus ne put jamais être complètement maintenu.

Etat actuel. — C'est une femme amaigrie, mais non anémique ; la paroi abdominale est tendue, fortement proéminante à la partie inférieure, le ventre a 81 centim. de circonférence.

A la palpation, on trouve, au milieu du petit bassin, une tumeur arrondie, dure, grosse comme une forte tête d'enfant, à surface lisse. On peut facilement la déplacer de chaque côté et un peu vers le haut ; elle s'avance jusqu'à 6 centim. au-dessus de l'ombilic. On ne perçoit pas de fluctuation. A l'examen gynécologique, on trouve que la paroi vaginale antérieure est prolabée en grande partie : dans le vagin, il y a un gros anneau de liège brisé en plusieurs morceaux, qu'on dut extraire avec des pinces. A la voûte du vagin, se voit une ulcération saignante, écoulement sanieux. Après l'enlèvement de l'anneau, on constate qu'une tumeur grosse comme le poing sort des parties génitales. Cette tumeur est constituée par la plus grande partie de l'utérus, et toute la paroi vaginale antérieure avec la vessie ; la paroi vaginale postérieure n'est pas prolabée. La vessie descend jusqu'à l'orifice extérieur du vagin ; la sonde peut y être enfoncée de 10 centim. environ, en bas et à gauche. L'utérus est de forme cylindrique aussi loin du moins qu'on peut le palper, de l'épaisseur du fond. Après avoir remis l'utérus en place, on sent à travers le cul-de-sac vaginal antérieur le segment inférieur de la tumeur appréciable à l'extérieur ; il est mobile et s'élève un peu dans le bassin. En raison de cette autre circonstance, à savoir que le fond de l'utérus paraît pouvoir être isolé de la tumeur, le diagnostic porté est le suivant : *Tumeur développée dans un ovaire ou dans un des ligaments larges, avec allongement et prolapsus de l'utérus.*

Quoique la tumeur, soit en raison de sa grosseur, soit en

raison de sa nature, ne fournit pas une indication directe
à l'extirpation, je m'y résolus cependant, eu égard à la possibilité d'une cure radicale de ce prolapsus extrêmement pénible, dont la réduction persistante me paraissait, il est vrai,
possible, mais non vraisemblable à obtenir, aussi longtemps
que la tumeur occuperait l'entrée du bassin. Cette dernière
indication de l'opération fut sévèrement examinée avant l'intervention.

Opération le 4 juin 1877. — La paroi abdominale fut incisée
sur une largeur de 10 centim. sous le spray phéniqué ; la
tumeur ne présentait pas d'adhérence. On essaya en vain de
diminuer son volume en la ponctionnant. Un examen plus
minutieux montre que la tumeur était un fibro-myôme développé aux dépens de la paroi antérieure de l'utérus, ayant
environ un peu plus du volume d'une tête d'enfant. L'incision abdominale fut agrandie jusqu'à l'ombilic; on put alors
faire sortir facilement la tumeur. Au-dessous d'elle, on saisit
l'utérus avec ses ligaments, mais en laissant les ovaires, à
l'aide d'un clan construit spécialement pour l'hystérotomie,
d'après le modèle de celui de Spencer Wells, mais plus
solide en raison de son but et plus gros du triple environ.
La tumeur fut enlevée avec le corps de l'utérus, puis la plaie
abdominale fut réunie à l'aide d'un grand nombre de sutures, comprenant le péritoine. Un pansement de Lister fut ensuite appliqué. Nous avons à mentionner dans les suites
opératoires ce qui suit : la température ne monta jamais au-
dessus de 38° ; cela était en contradiction avec la fréquence
considérable du pouls qui s'est montrée très souvent. J'ai
observé aussi ce phénomène dans deux autres cas d'hystérotomies. Le 10 juin, à la suite de la rupture de la suture la
plus rapprochée du clan, une anse de l'intestin grêle se montra dans la plaie, mais elle fut bientôt recouverte de granulations sans troubles plus marqués. Le clan tomba le 20 juin,
c'est-à-dire 16 jours après l'opération. La cicatrice déprimée
se combla rapidement. Un examen fut fait de nouveau à cette

époque; il montra que le cul-de-sac de Douglas était rempli d'un exsudat volumineux, qui peu à peu cependant diminua à la suite de diarrhées répétées. Maintenant la plaie de l'abdomen est complètement fermée par des tissus de cicatrice. Par la palpation bimanuelle, on trouve le reste de l'utérus soudé en avant à la paroi abdominale antérieure. Le cathétérisme donne une longueur de 4 centim. encore (11 août 1878, c'est-à-dire 1 an après).

OBSERVATION III.

(Muller, 1878, Cas II.) (1)

Prolapsus complexe et allongement de l'utérus ; fibrome du corps de l'utérus. — Hystérotomie.

M. Sp..., âgée de 49 ans, non mariée, vue le 10 août 1878. La malade n'a jamais eu d'enfant. Les règles ont toujours été normales jusqu'il y a sept ans. Depuis cette époque, elles ont été irrégulières. Il y a quatre ans, cette femme a remarqué qu'une tumeur sortait par les parties génitales. On constata alors à la policlinique gynécologique, le prolapsus d'un utérus long de 10 centimètres.

État actuel. — Chute complète de l'utérus avec anté-flexion. La sonde donne 18 centimètres. En outre, deux fibro-myômes du corps de l'utérus, gros comme une noix, peuvent être diagnostiqués.

Opération le 23 août 1878. — Le corps de l'utérus est refoulé avec la sonde intra-utérine contre la paroi abdominale antérieure. A cause de l'existence des fibromes, la plaie abdominale est agrandie par le haut. Le corps de l'utérus étant attiré hors de la plaie abdominale à l'aide de la sonde et d'un anneau, le clan modifié est placé ; puis, le corps de l'utérus est enlevé avec les deux petits fibromes. Le péritoine un peu

(1) Muller. *Loc. cit.*

décollé à l'angle inférieur de la plaie, fut suturé avec quelques sutures au catgut. Puis, on réunit d'abord à la partie supérieure de l'incision, la plaie péritonéale elle-même, puis le bord de la plaie faite aux épaisses parois abdominales.

Suites opératoires : pas de fièvre, température jamais au-dessus de 38°. Au début, nausées violentes; plus tard, le 1er et 2e jour, hémorrhagies considérables par le pédicule qui furent chaque fois arrêtées par une pression plus vigoureuse du clan.

Le 1er jour, infiltration de la partie supérieure des bords de la plaie, il sortit un peu de pus par la pression en ce point; aujourd'hui, dix jours après l'opération, le clamp est encore en place, et l'état général est très satisfaisant (1).

OBSERVATION IV.

(P. Muller, 1879, Cas III). (2)

Énorme prolapsus utérin. — Laparotomie suivie de l'amputation de la partie supérieure de l'utérus, et de la fixation du moignon dans la plaie abdominale; récidive.

L...., 38 ans, réglée à 48, n'a eu qu'un seul accouchement à 21 ans. Le prolapsus utérin a commencé pendant sa grossesse, s'est accusé rapidement (volume du poing) et n'a cessé de s'accroître depuis lors. A son entrée à la Maternité (octobre

(1) Les deux observations précédentes de Muller nous paraissent être celles auxquelles a fait allusion M. le Dr Pozzi dans sa Revue critique sur l'opération de la Ventrofixation publiée in *Gazette médicale de Paris*, n° 50, 15 décembre 1888, p. 583; ajoutons que le manque de renseignements plus précis nous empêche d'être plus affirmatif.

(2) Rendu. *Notes sur quelques voyages à travers l'étranger au point de vue de l'obstétrique et de la gynécologie;* in *Lyon Médical*, n° 10, 6 mars 1881, tome XXXVI, p. 313, 314 et tirage à part. Paris, 1881. — Cette observation n'est connue que par ce résumé de M. Rendu (de Lyon), qui la rédigea au cours de son voyage en Suisse, en visitant à Berne la clinique du Pr Muller.

1878), on constatait, en outre, une cystocèle. Le cathétérisme de l'utérus donnait 12 centimètres et près de 11 le mois suivant. Muller fit alors (décembre 1878) une colpopérinéorraphie suivant la méthode de Bischoff, opération qui fut sans résultat.

Le 16 juin 1879, il ouvrit l'abdomen en faisant sur la ligne blanche une incision de 4 à 5 centimètres; une sonde, introduite dans l'utérus, porta cet organe jusque dans la plaie. Le clamp fut appliqué et l'on amputa les deux tiers supérieurs du muscle utérin, en ne laissant, pour ainsi dire, que la portion vaginale qui fut fixée dans la plaie.

L'opérateur extirpa en même temps l'ovaire gauche, sur lequel se développaient de petits kystes.

Pansement de Lister. Le 25 du même mois, le clamp fut enlevé. La malade se leva pour la première fois le 18 juillet. A mon passage à Berne (novembre), ses règles étaient revenues deux fois, sous la forme d'un suintement sanguin par la vulve et la cicatrice abdominale. Celle-ci était *profondément* déprimée, ou plutôt elle se trouvait au fond d'un infundibulum étroit, formé par les parois de l'abdomen.

Le prolapsus utérin s'était reproduit à peu près comme auparavant. Le col dépassait la vulve de 7 centimètres environ, ses lèvres étaient grosses, tuméfiées, et sa cavité laissait pénétrer la première phalange de l'index. Il y avait cystocèle. Le vagin était représenté par une sorte de rigole circulaire étroite, mesurant 4 centimètres de profondeur (1).

Le résultat obtenu par P. Müller n'a pas trop lieu de nous étonner. Lorsqu'on fait l'hystérectomie abdomi-

(1) Nous n'avons pu retrouver dans les journaux allemands cette observation *in extenso*, citée d'ailleurs en résumé par Pozzi (*loco citato*.) Il est probable toutefois que Muller l'a communiquée à un des Congrès allemands, celui de Baden-Baden; mais, malgré des recherches minutieuses, il nous a été impossible de retrouver et de nous procurer ce travail de Muller.

nale, et que le moignon, maintenu par un clamp, une anse de fil de fer et des broches, ou bien par un fil élastique, finit par se sectionner et par tomber, voici ce qui arrive le plus souvent. La cicatrice s'enfonce profondément et forme un second ombilic, par lequel il n'est pas rare de voir se produire une éventration. Or celle-ci ne peut se faire que par suite de la destruction des adhérences primitives de la partie restante de l'utérus à la paroi abdominale.

Ce qui se passe si fréquemment dans l'hystérectomie abdominale a eu lieu dans le fait de Müller ; aussi le moignon utérin n'a-t-il pu résister à la poussée abdominale et la chute s'est reproduite complètement.

On peut donc conclure que le procédé de Müller est insuffisant et qu'il doit être modifié pour donner des résultats probants. Parmi les perfectionnements possibles, je signalerai la suture du moignon utérin à la paroi abdominale, suture multipliée et faite avec des fils solides, soit en gros catgut, soit en soie, soit en crin de Florence. Cette manière de procéder fut d'ailleurs presque mise en pratique par Kuhn, qui chercha ainsi à perfectionner l'opération de P. Müller (de Berne) (1).

OBSERVATIONS V ET VI.
(Zweifel, 1879).

Fibromes utérins; prolapsus. — Hystérectomies supra-vaginales avec fixation du pédicule.

Zweifel, en rapportant ses expériences relatives au

(1) Terrier. *Loco citato*, p. 167. Réflexions à propos de l'opération de Muller.

maintien du pédicule au niveau de la plaie abdominale, après l'hystérectomie, rappelle les deux cas suivants :

1er cas : en 1879, dans un cas opéré par la méthode de Kœberlé-Péan (hystérectomie supra-vaginale), le pédicule d'un utérus myomateux *prolabé* et opéré se sépara et tomba après la troisième semaine.

2e cas : même résultat, dans un autre cas où il y avait aussi *prolapsus*, mais ici la cicatrisation était commencée.

Ce dernier cas est bien une *hystéropexie complémentaire*, suivie d'insuccès ; le premier est plus discutable, faute de renseignements.

Observation VII.

(Kuhn, 1881). (1)

Laparo-hystérotomie pour prolapsus total de l'utérus et du vagin.

Baumgartner Cath., âgée de 27 ans, ouvrière d'une fabrique d'Oberriet, est mal développée et d'une constitution maladive, par suite d'une mauvaise alimentation pendant sa jeunesse. Elle fut réglée pour la première fois à 21 ans, cette première menstrue dura huit jours. Pendant deux années entières, aménorrhée, puis nouvelle apparition de règles, celles-ci furent abondantes et durèrent une semaine. Depuis cette époque, apparition très irrégulière des époques cataméniales, un intervalle de six mois, de neuf mois les séparent. Cette irrégularité engagea la patiente à user des emménagogues. En 1877, immédiatement après ses règles ramenées par ces moyens, se produisit, après des violentes douleurs qui durèrent deux jours, un prolapsus complet de l'utérus et du vagin qui devait s'accentuer de jour en jour.

Depuis l'apparition du prolapsus, les règles se montrent

---

(1) Kuhn, *Laparo-hysterotomie wegen totalem Prolapsus Uteri et vaginale*; in *Berliner Klinische Wochenschrift*, 1882, p. 111.

toutes les six ou huit semaines et durent de trois à quatre jours, elles sont peu abondantes. La malade cacha longtemps son état jusqu'à ce que se sentant absolument incapable de travailler, elle fut forcée de réclamer les secours de la médecine. Le traitement mécanique par l'application de pessaires les plus variés ne donna *aucun résultat*, alors la patiente fut adressée au D' Schmid à l'hôpital pour être opérée, elle y est entrée le 30 décembre 1880. La malade n'a jamais eu d'enfants.

État actuel. — Petite femme anémique avec une musculature flasque et une mince couche graisseuse. Aucune disproportion choquante à relever, pas de déformation rachitique du bassin qui est en dehors de la vulve, utérus prolabé du volume du poing d'un homme, et incliné en avant. L'hymen est bien maintenu dans toute son étendue, seulement extrêmement flasque et déchiqueté (?)

Une inspection plus minutieuse du prolapsus permettait de constater que toute la paroi antérieure du vagin était inversée occupait l'entrée du conduit vaginal et entraînait avec elle l'utérus.

Le doigt circonscrivant tout l'hymen arrivait dans un repli d'environ 1 centimètre de profondeur.

Les parois du vagin sont sèches et rugueuses au toucher, quelques plaques d'induration, pas de cystocèle ni de rectocèle. Il faut donc en conclure que la cloison placée entre le rectum et la vessie est constituée par du tissu cellulaire extraordinairement lâche et dilatable et qu'ayant été entraîné, il n'occupe plus sa situation normale.

Le cathétérisme de l'utérus prolabé donne 0.09 à l'hystéromètre, réduit, ce qui fut plus facile, il ne mesure que 0.08. Lorsqu'on réduisait complètement le prolapsus, avant qu'il eût repris sa position normale, la paroi antérieure tombait donc encore d'une façon très marquée en avant..... pendant que la postérieure restait en place.

Le toucher bimanuel faisait constater que les parois utérines étaient très minces, très molles, l'utérus se laissait déplacer indifféremment de tous les côtés, les ligaments sont également étirés.

Pendant le séjour de la malade au lit, le prolapsus fut maintenu par des tampons de glycérine pendant huit jours seulement.

Le 7 janvier 1881, l'élytrorraphie antérieure fut pratiquée, on disséqua un lambeau de 8 centimètres de long et de 5 de large.

Suites opératoires des plus simples, réunion par première intention.

Le 28 janvier 1881, la kolpopérinéorraphie, d'après le procédé Bischofffut pratiquée et on put ainsi s'assurer, considération importante, que le milieu du lambeau était situé très haut dans le vagin et que le relâchement s'étendait profondément dans le tissu cellulaire périvaginal, aussi les sutures furent-elles placées très profondément. Suites opératoires excellentes, réunion par première intention.

La malade pendant trois semaines durant, se condamne au repos absolu et garde le lit, tout opérée se fut alitée douze à quatorze jours seulement. L'exploration du vagin le montra comme tortueux, très rétréci, comme rempli par un corps du volume d'un poing assez gros.

L'utérus occupe une situation normale et est très haut placé. On conserve la malade à l'hôpital pour la soumettre à une courte observation et on la renvoie ensuite à un travail facile. Mais quelques jours après, tendance très marquée au prolapsus vaginal avec dépression considérable du périnée.

L'utérus cependant ne bouge pas. Pour empêcher la chute de l'organe, on pratique le 15 mars suivant, une nouvelle élytrorraphie antérieure, la guérison fut rapide.

Dix jours après, la cure paraissant assurée, la malade quittait l'hôpital. Mais au bout de quelques semaines, on ne tarda pas à apprendre que le prolapsus s'était de nouveau produit, et le 11 juillet 1881, la malade se présenta à notre hôpital pour réclamer nos secours.

J'étais très étonné qu'aucune opération n'ait pu corriger ce prolapsus, et cela d'autant plus, qu'en pareil cas, je m'étais toujours très bien trouvé de l'emploi de la méthode de Bischoff. J'y avais eu recours à différentes reprises, depuis quatre ans, de 1878 à 1881, chaque fois qu'il s'était agi d'opérer un prolapsus,

En examinant la malade, je pus constater que le vagin était de nouveau très élargi, les sutures distendues. en un mot, il s'était de nouveau formé un prolapsus complet de l'utérus et du vagin; en somme. l'état était semblable à celui qu'on avait constaté lors de la première entrée de la patiente à l'hôpital. Celle-ci, dans l'impossibilité de travailler était résolue à subir n'importe quelle intervention.

Je m'arrêtai alors au plan suivant :

L'utérus ne trouvant aucun soutien dans le vagin et dans le plancher pelvien, pas plus que du côté de ses ligaments, il sera fixé à la paroi abdominale (laparo-hystérotomie de Muller). Puis le vagin large et flasque sera rétréci (élytrorraphie et colporraphie) s'il est encore en prolapsus.

Kaltenbach exprime sur le mode opératoire proposé par Muller les réserves suivantes :

« Muller a récemment employé avec succès l'amputation supra-vaginale comme méthode curative dans les formes difficiles de prolapsus (sans apparence de fibrome) dans trois cas. La fixation du moignon dans la plaie abdominale devait amener la fixation des organes génitaux. Nous tenons ce mode opératoire pour plus grave que l'extirpation totale même de l'utérus prolabé hors du vagin; et, en outre, elle ne nous paraît pas donner un résultat assuré une fois pour toute, car la cicatrice du moignon peut s'étirer à la longue ».

Que ces appréhensions de Kaltenbach aient quelque justesse, cela sera admis par quiconque a déjà fait des hystérotomies sans pratiquer l'amputation supra-vaginale de l'utérus. Le moignon qui se nécrose, la communication donnée par l'ouverture du canal utérin avec le vagin livrent toujours une large voie à l'infection septique; d'autre part, il est facile de voir avec quelle force sont tirées les sutures abdominales, ou autrement dit, quel tiraillement et quelle distension peut avoir à supporter la cicatrice du moignon.

Dans mon cas, je m'efforçais d'éviter ces écueils en cherchant à soutenir seulement le corps de l'utérus sans ouvrir la cavité utérine. Aussi cherchai-je à réduire au minimum possible le point de contact avec la paroi abdominale et j'espérais obtenir une pédicule de cicatrice solide en suturant un large lambeau dans la plaie abdominale. Cette cicatrice aurait donc d'une part, grâce à la longueur du pédicule à supporter, une moindre traction, elle trouverait d'autre part, sur la paroi abdominale d'une multipare, une résistance suffisante à la fixation, elle pourrait ainsi faire équilibre au poids de l'utérus et du vagin et à la pression intra-abdominale; bien plus, elle résisterait lorsque l'utérus pourrait être soutenu assez largement contre une contraction éventuelle et à prévoir du vagin. L'accomplissement immédiat de ces prévisions est rendu évident par l'exposé détaillé de la méthode opératoire :

Les préparatifs habituels pour les laparotomies une fois pris, on écrivit le 17 août 1381, au sujet de l'opération :

Incision abdominale entre l'ombilic et la symphyse de 8 centimètres de long; scrupuleuse hémostase dans la plaie abdominale. Après l'ouverture de la cavité abdominale, l'utérus se montre en fort état de rétroflexion. Aussitôt les deux ovaires furent enlevés (castration d'après Hegor) et les deux tronçons enfoncés. Puis, l'utérus qui se présente avec une paroi très peu épaisse et relâché est tiré dans la plaie abdominale et fixé par l'un des assistants au moyen d'un fil passant dans l'extrémité du cul-de-sac. Alors, une incision de 3 millimètres de profondeur est pratiquée tout autour du fond de l'utérus par l'ouverture du péritoine, de sorte que le plan de cet ovale pût être placé au-dessus de l'embouchure des trompes en même temps qu'en dehors de la cavité utérine. L'hémorrhagie est très faible de ce côté, peut-être ensuite tout à fait calmée par la suture. Le reste de l'utérus resté en arrière est réuni de tous côtés avec la plaie abdominale, de sorte que l'aiguille passe de dehors en dedans, à travers les muscles de l'utérus et la séreuse, puis de dehors en dedans à travers le feuillet pariétal et les muscles de la paroi abdominale, puis le fil est lié. Ainsi la séreuse est placée contre la séreuse et la lèvre de la plaie contre la lèvre de la plaie, on plaça huit sutures semblables. Après que l'occlusion de la cavité abdominale fut ainsi établie, le sommet de l'utérus affronté fut amené à travers l'incision. Quelques petites branches artérielles purent être facilement liées isolément.

Par ce mode opératoire, on n'a pas de tiraillement dans la suture abdominale, pas de tiraillement dans le moignon qui se nécrose, et aucune communication avec le vagin par l'ouverture du canal utérin. Après une désinfection convenable du champ opératoire on plaça un Lister.

Suite opératoire tout à fait aseptique. Aucun accident péritonéal. Pas de troubles du côté de la vessie ou de l'intestin. Les sutures ont été abandonnées à elles-mêmes pour tomber spontanément. Après 8 semaines, tout le creux de la plaie s'était fermé sauf une petite fistule. Ce temps assez long de suppuration était dû à une suture relâchée tardivement, après quoi, la patiente a bientôt quitté le lit fin septembre. Fin octobre cicatrisation complète de la plaie.

Un examen à cette époque montre la situation élevée de l'utérus fixé en position normale contre la paroi abdominale; la sonde pénètre à une profondeur de 8 centimètres tout près de la cicatrice. Vagin mou, vulve béante; la paroi antérieure du vagin se retroussant en un bourrelet de la grosseur d'une noix de Galles. La patiente qui se trouvait tout à fait bien est gardée à l'hôpital pour une plus longue observations et retourne à un travail facile. Malgré de continuelles allées et venues, des fatigues, etc, l'état reste le même ; le vagin conserve sa mollesse, la paroi antérieure du vagin fait apparaître à l'entrée du vagin l'aspect brillant de la muqueuse.

Pour éviter à la malade cette sensation pénible, et pour remplir toutes les promesses du plan de l'opération, le 13 décembre 1881, on entreprit encore un rétrécissement du vagin par l'élytrorrhaphie antérieure et une petite kolpopérinéorrhaphie pratiquée en une séance. Dans la première opération, deux petits lambeaux elliptiques furent taillés à côté l'un de l'autre et les lèvres furent unies par des fils au catgut. Les sutures latérales de la kolpopérinéorrhaphie furent écartées au 10° jour. Marche normale ; complet succès. La patiente fut guérie le 22 janvier 1882.

En mars, la malade écrit qu'elle va bien, peut travailler, et ne sent plus absolument rien de ses premières infirmités.

Le 15 mai 1882 elle revient pour être examinée et se réjouit de sa bonne santé. Elle n'a jamais éprouvé rien des fatigues ou du flux menstruel. Aucune espèce d'accident ni du côté de la vessie ni du côté de l'intestin. Le manque de nourriture lui donne encore l'aspect quelque peu anémique. L'exploration révéla l'état suivant : Cicatrice dans la paroi abdominale belle et non tiraillée.

Périnée bien maintenu, long de 6 cent. Vagin facilement exploré par un doigt fort. Paroi du vagin molle, non prolabée. Distance du bulbe de l'urèthre à l'orifice de l'utérus 01 m. Partie du vagin étendue ; matrice comme une petite excavation dans le replis le plus élevé du vagin offrant au toucher une forme d'entonnoir. La sonde pénètre en direction normale, la longueur de l'utérus est de 0,05. La sonde utérine arrive au contact de la paroi abdominale, la cicatrice ne s'est donc pas allongée. La station verticale ne modifie en rien cet état. La toux et les efforts ne déterminent aucune descente de l'organe.

Enfin on peut encore se préoccuper de la question suivante :

Était-il rigoureusement nécessaire d'associer la castration à l'opération visant surtout le prolapsus ?

Le flux menstruel (en l'absence même duquel peuvent se

produire des troubles à date fixe) peut s'écouler après cette opération ou la cavité utérine reste intacte, et alors une femme reste apte à la conception.

Mais n'est-il pas à craindre qu'une grossesse ait pour conséquence des accidents les plus variés: avortement, désunion de la cicatrice, arrachement des noyaux, rupture de l'utérus. Aussi est-il plus sûr dans les cas semblables à venir de pratiquer l'ablation des ovaires.

Après cette unique expérience, je n'hésiterai nullement dans les cas de prolapsus total de l'utérus et du vagin ayant une telle étiologie, de pratiquer désormais cette hystérotomie modifiée avec les opérations auxiliaires éventuellement indispensables sans me faire d'avance une crainte chimérique des opérations qui mettent à découvert le vagin et le périnée.

Toutefois l'hystérectomie abdominale, avec ou sans ouverture de la cavité utérine, pour remédier à la chute de l'utérus paraît à M. Terrier *une grave opération comparable à l'hystérectomie vaginale* (1).

Observation VIII (Inédite).

Tumeur de l'ovaire. Prolapsus utérin. — Fixation du pédicule de l'ovaire à la plaie abdominale (Pozzi).

Cette observation a été d'abord mentionnée à la *Société de Chirurgie* le 19 novembre 1888, après la première communication de M. Terrier, mais n'a pas alors été publiée avec détails. La guérison s'est maintenue depuis plus de six ans: *il n'y avait pas d'allongement hypertorphique du col* (2). Mais,

____

(1) Terrier. *Loco citato*, page 1888.
(2) Voir *Gazette médicale de Paris*, n° 50, 15 décembre 1888, p. 593.

aujourd'hui, M. Pozzi vient de nous communiquer l'observation détaillée dont nous n'avions que l'indication. M. Pozzi nous permettra de le remercier tout particulièrement. Voici la relation *in extenso* de ce cas :

Tumeur ovarienne. Prolapsus utérin. — Ovariotomie. Hystéropexie complémentaire (suture du pédicule ovarique à la plaie abdominale).

La nommée And.. 56 ans, journalière, entre le 18 avril 1882, salle Cochin n° 27.

Antécédents personnels. — Santé antérieure excellente. La malade faisait un travail assez pénible jusqu'au début de l'affection qui la conduit à l'hôpital.

Réglée à 16 ans, plusieurs grossesses normales, a deux enfants, un fils et une fille, tous deux sont mariés. La fille n'a point de prolapsus utérin.

Il y a *six ans* cessation des règles, aucun trouble provoqué par la névropause.

Début de l'affection. — Il y a un an que la malade a ressenti un peu de pesanteur dans le bas ventre, douleurs lombaires et périnéales. Bientôt apparition du prolapsus génital s'accentuant à l'occasion de la marche et de la station verticale. A quelque temps de là, métrorrhagie très abondante. La malade consulte un médecin qui conseille le port d'un pessaire. Pas de soulagement notable, au contraire, exacerbation des douleurs lombaires, constipation très opiniâtre, purgatifs répétés ; enfin elle remarque que le ventre augmente de volume, symptôme que son médecin attribue au refoulement de l'utérus par le pessaire.

Même état pendant 9 à 10 mois. La santé générale s'altérait de jour en jour quand il y a deux mois, cette femme fut prise d'une douleur très violente dans le flanc gauche mais cette douleur ne tarde pas à se diffuser dans tout le ventre et force la malade à prendre le lit.

Jamais de *nausées* ni de *vomissements*. Elle aurait eu un

œdème assez considérable de la jambe gauche, œdème qui n'était pas douloureux.

État actuel. — A son entrée à Cochin, 18 avril 1882, on note : une émaciation considérable, anorexie, dyspepsie, constipation opiniâtre, augmentation du volume du ventre surtout à gauche.

Percussion et palpation douloureuses. Au palper, dureté et résistance, vers l'ombilic, crépitation fine, amidonienne, fluctuation très nette à la percussion, zone de matité occupant toute la fosse iliaque gauche, mais empiétant sur la fosse iliaque droite, un peu de sonorité dans la partie la plus déclive des flancs.

Rien à l'auscultation du cœur et du poumon, un peu d'oppression, station verticale rendue impossible par le volume du ventre.

Prolapsus génital considérable ; l'utérus est abaissé et la saillie de la cystocèle dépasse le volume d'une tête de fœtus quand la malade est debout.

Envies fréquentes d'uriner.

M. Pozzi fait le 21 avril 1882, une ponction dans le flanc gauche avec un trocart de moyen calibre sans aspiration. Issue de 6 litres 3⁄4 d'un liquide oléagineux, couleur jaune safran, précipitant par l'acide nitrique et se redissolvant dans un excès soit d'acide soit de liquide.

Immédiatement après la ponction, application d'un bandage compressif sur le ventre. Aucun accident ultérieur ne se produisit, la malade respira beaucoup plus facilement.

Le ventre bien que moins volumineux offre encore une saillie globuleuse bien manifeste du côté gauche. Disparition de l'œdème du membre inférieur gauche.

L'ovariotomie est décidée et acceptée par la malade. Elle devait avoir lieu au début, au pavillon de la Maternité. Mais à ce moment il y avait une femme en couche atteinte d'un rétrécissement du bassin (7 III) que M. Kirmisson fit accoucher prématurément à 7 mois, cette femme fut atteinte de fièvre puerpérale et mourut assez rapidement.

Ainsi l'opération fut remises à quelques jours.

Opération le 8 mai 1882. — Chloroformisation, point de spray phéniqué.

Après l'incision des téguments et la ponction, on constate que le kyste n'est point muni de pédicule. Il est accolé à la la corne gauche de l'utérus, dans l'épaisseur du ligament large, et la trompe gauche est tout entière adhérente à la paroi antérieure sur laquelle elle est étalée.

On place un serre-nœud à la base du kyste et on enlève alors le kyste au-dessus du serre-nœud. Dans le sillon qu'il a tracé, on place une double ligature de soie formée par un fil double qu'on a fait cheminer à l'aide d'une aiguille au travers de ce pédicule lamellaire pour en lier les chefs deux à deux de chaque côté.

Pour arrêter un léger suintement qui persiste à se faire par la surface de section, un fil de catgut est en outre appliqué sur l'extrémité d'une veine béante en cet endroit.

Le pédicule est fixé par des points de suture dans l'angle inférieur de la plaie abdominale : on espère ainsi prévenir le retour du prolapsus génital.

Pour fermer la plaie abdominale, on place trois sutures profondes et cinq superficielles.

Pansement gaze phéniquée, ouate ordinaire, bandage de flanelle.

Suites opératoires excellentes. Aucune réaction pathologique à noter. T° oscille entre 35° 9 et 37° 4. État général très bon.

1er Pansement le 13 mai, 5e jour de l'opération, on enlève les points superficiels.

2e Pansement le 15 mai.

Pansement sec, il n'est enlevé que le 20 mai, on constate alors que la réunion est parfaite.

La malade se lève le 14 jour après l'opération, quitte sa chambre pour aller se promener dans le jardin le 28 mai.

Le 3 juin quitte l'hôpital et va au Vésinet.

M. Pozzi revoit la malade le 13 juin et note les détails suivants :

La malade a repris de l'embonpoint, se porte très bien.

Cicatrice linéaire de 0,08, située à 0,002 1/2 de l'ombilic et 0,02 du pubis.

Observation IX.

(Brenecke, 1885, Cas I.) (1)

Tumeur de l'ovaire droit. Prolapsus utérin. — Fixation du pédicule ovarique à la plaie.

Malade âgé de 72 ans, atteinte d'une vaste tumeur ovarienne du côté droit et souffrant d'un *prolapsus utérus complet*, occasionné par un énorme kyste s'étendant profondément dans le bassin.

Le pédicule de l'ovaire enlevé du côté droit fut suturé à la *plaie abdominale* dans le but de guérir le prolapsus (1882). Il se produisit dans l'angle inférieur de l'incision une légère suppuration que se prolongea pendant un an. A partir de ce moment, la malade se porta très bien. Les sutures furent faites avec de la soie iodoformée.

Observation X.

(Brenecke, 1885, Cas II). (2)

Kyste dermoïde de l'ovaire gauche. Prolapsus utérin. — Fixation des cornes utérines à la paroi abdominale.

Malade de 30 ans, opérée pendant l'hiver 1885-1886, atteinte d'un kyste dermoïde de l'ovaire gauche ayant les dimensions d'une tête d'enfant. elle souffrait en même temps *d'un prolapsus*. L'opération fut très laborieuse.

(1) Cette rédaction est la traduction littérale de l'observation publiée par Kelly (*loco citato*), lequel en avait eu connaissance au cours d'un entretien avec Brenecke (de Magdebourg).

(2) Kelly. *loco cit.* Même remarque que pour l'observation précédente de Brenecke.

Les *deux cornes* de l'utérus furent suturées au péritoine de la *paroi abdominale* à côté de la partie déclive de l'incision. Légère dysurie à la suite de l'opération. Après quelques semaines, l'utérus retomba et en peu de mois l'état de la malade devint aussi mauvais qu'auparavant. Le pédicule de l'ovaire enlevé avait été fixé directement à la *paroi abdominale* par deux sutures placées de ce côté (côté gauche). De l'autre côté deux sutures traversèrent le ligament rond et la paroi abdominale.

OBSERVATION XI.

(Olshausen, 1880, Cas I.) (1)

Prolapsus utérin simple. — Ventrofixation type.

Femme de la classe ouvrière âgée de 41 ans, atteinte de prolapsus utérin depuis l'âge de 21 ans. Malgré un mariage de plusieurs années, elle n'a jamais eu d'enfant. Examinée pour la première fois en 1869 (il y a déjà quatre ans qu'elle souffrait de cette affection, on note un prolapsus total au sens propre du mot. L'utérus pendait complètement hors des organes génitaux. De 1869 à 1879 toute espèce de traitement ont été employés, d'abord divers pessaires et sans résultat, puis en 1873, on fit une double colporrhaphie dont le résultat était annulé six mois plus tard.

En 1878, Olshausen tenta l'oblitération du vagin. Il laissa seulement de chaque côté deux orifices permettant le passage d'une sonde utérine.

La malade sortit avec une cloison vaginale de deux cent. et demi qui paraissait si solide qu'on crut tenir un succès. Mais au bout d'un an, la malade revint et on constata que le prolapsus était aussi prononcé qu'au début. En 1880, elle accepta

<hr>

(1) Olshausen. *Uber centrale Operation bei Prolapsus und Retroversio Uteri*; in *Centralblatt für Gynaekologie*, n° 43, 23 octobre 1885. p. 683.

la laparotomie qui lui fut proposée comme moyen de guérison radicale.

L'opération ne présente aucune difficulté. Olshausen libéra
facilement le corps utérin sans issue des intestins au dehors,
la racine des deux ligaments ronds de chaque côté fut facilement fixée à la paroi abdominale, à l'aide de deux sutures au
crin de Florence.

L'opération tout entière y compris la suture de la paroi
ne dura en tout que vingt-deux minutes.

Ce cas ne fut pas suivi de succès, très probablement la
malade s'est levée trop tôt. Toujours est-il que le prolapsus
se reproduisit.

C'est en raison de cet insuccès que Olshausen prit le parti
d'employer du gros fil d'argent (1).

OBSERVATION XII.

(Olshausen, Cas II.) (2)

Tumeur de l'ovaire. Prolapsus utérin. — Ventrofixation
complémentaire.

Vieille femme atteinte de prolapsus avec *tumeur ovarienne*.
Le prolapsus était considérable, ovariotomie, suture du pédicule avec de la soie, manuel opératoire analogue à l'opération
précédente. Le fond de l'utérus était encore au dessus de la
symphise *dix-huit mois* après l'opération, immédiatement
derrière. *La* paroi abdominale faisait intimement corps
avec elle ainsi qu'on pouvait le constater à la palpation.

(1) Ici encore le résultat est négatif, ce qui tient très probablement à l'insuffisance de la fixation de l'utérus à la paroi abdominale. (Terrier.)

(2) Résumé d'une observation citée en quelques mots dans l'article d'Olshausen (*loco citato*, p. 700), à la suite de l'observation prin-
cipale, l'hystéropexie de parti pris pour prolapsus relatée plus haut.

Observation XIII.
(Schrœder). (1)

Schrœder dit, dans son traité des maladies des femmes, qu'il a plus d'une fois fixé, à propos d'une ovariotomie, à une grande hauteur par des sutures *l'utérus prolabé*, dans l'incision abdominale. Il nous a été impossible de trouver de plus amples renseignements sur la pratique de Shrœder; mais nous en avons conclu qu'il avait au moins fait une fois cette opération !

Observation XIV.
(Lawson Tait) (2).

Ablation des deux ovaires et des deux trompes. Prolapsus utérin. — Fixation de l'utérus.

L'utérus fut suturé à la surface interne de la plaie abdominale, dans un cas de prolapsus avec ablation des deux ovaires et des deux trompes.

Observation XV.
(J.-R. West.)

Tumeur ovarienne. Prolapsus concomitant. — Ovariotomie. Suture du pédicule à la paroi abdominale dans le but de guérir un prolapsus.

Cette observation ne nous est connue que par son titre (3).

(1) Schrœder, *Traité des mal. des organes génitaux de la femme*, p. 216, trad. par E. Lauwers et F. Hertzog.

(2) Ce cas est cité par Kelly (deuxième article) d'après la relation du Dr Senn, in *Four monthe among the surgeons of Europ*, p. 51. Il est bien différent des deux premiers cas de ventrofixation de Lawson Tait et résumés par Kelly lui-même dans son premier mémoire, quoiqu'on en ait dit. En effet, dans ce fait, il s'agit de prolapsus, dans les deux autres au contraire de rétro-déviation de l'utérus.

(3) Ce cas est indiqué par Kelly (deuxième article); il aurait été

Observation XVI.
(Werth, 1888) (1).

Tumeur ovarienne. — Prolapsus concomitant. — Suture du pédicule ovarien à la paroi abdominale.

Observation XVII.
(J. Phillipps, 1888) (2).

Ventrofixation pour utérus atteint de prolapsus irréductible.

Le 12 mars 1886 je fus appelé en consultation avec le D' Ré-
ginald Clarke auprès d'une malade âgée de 40 ans, nullipare
qui avait été mariée à dix-neuf ans. Je trouvai un prolapsus
complet de l'utérus avec rectocèle et cystocèle. La tumeur
dépassant les lèvres vaginales de 6 pouces et demi, on voyait
à sa surface des ulcérations étendues et profondes saignant
abondamment au moindre contact. Etat général mauvais,
peau rude, sèche. Urines rares. Densité 1008. Pas d'albumine.
Apparition irrégulière des règles qui sont peu abondantes
pâles et durent trente-six heures. Jamais de dysménorrhée
membraneuses. On essaya sans résultat pendant plusieurs
mois un traitement palliatif, repos au lit, tampons, pessaires
variés.

La tumeur était facilement réductible. Les surfaces ulcérées
furent bien cautérisées, et au bout d'un mois je pus introduire un pessaire de Cutter. L'effet obtenu fut excellent et se
maintint pendant six semaines au bout desquelles l'état de la
malade redevint aussi mauvais qu'avant. Après un nouveau
délai, j'avais d'autres moyens thérapeutiques, sans réussir,

publié par le D' Weist, dans le *Pittsburg Medical Review*, vol. I.
p. 280, n° 11, d'après Kelly. Mais nous n'avons pu nous procurer
le mémoire original.

(1) Ce cas a été cité par Pozzi (*Bull. Soc. Chir.*, p. 911, t. XIV).
Nous n'avons pas pu nous procurer sur lui de plus amples détails.

(2) J. Phillipps. *On ventral fixation of the uterus for intractable
prolapse*; in *the Lancet* n° XVI, vol. II, p. 700, 20 octobre 1888,
London.

je résolus d'intervenir par une opération. Je pratiquai le 1er mars 1887, une modification de l'opération de Braun, c'est-à-dire la résection d'un morceau elliptique de la membrane muqueuse de la partie antérieure et postérieure de la tumeur. Je rapprochai les bords de mes incisions et je réduisis la masse ; réunion par première intention. Un mois après, j'opérai le périnée, en étendant la dénudation bien en arrière et en avant sur chacune des grandes lèvres. La réunion se fit bien et le vagin se contracta au point d'admettre à peine le doigt. En six semaines, le col était cicatrisé et la cavité utérine mesurait 2 pouces et demi.

Un pessaire en anneau fut introduit, et la malade s'en trouva assez bien jusqu'au mois de novembre, lorsqu'en allant à la garde-robe, il se produisit une descente complète et la réduction ne s'opéra qu'à l'aide d'anesthésie. L'état antérieur se reproduisit et la malade souffrait énormément. Il se montra en outre des hémorrhagies abondantes et fréquentes, qui forcèrent à garder le lit pendant six semaines : en se levant, la malade fut reprise de pertes ; son état intellectuel commençait à nous donner des inquiétudes. Je repoussai l'idée d'entreprendre l'opération d'Alexander-Adams, parce que la patience était extrêmement grasse et parce que sur le cadavre je n'avais réussi à trouver les ligaments que deux fois sur six ; les probabilités d'une cure permanente par cette méthode étaient du reste problématiques.

Opération. — Le 7 mars 1888, après le traitement préparatoire habituel, j'ouvris le ventre sur une longueur de 2 pouces et demi, comptant suturer les ligaments ronds à la paroi abdominale. Un aide maintenait, par le vagin, l'utérus en antéversion forcée. Je trouvai plusieurs anses intestinales en avant du fond de l'organe (condition décrite par Sanger). L'épaisseur des parois abdominales m'empêcha de bien voir la matrice ; les ligaments ronds étaient presque entièrement atrophiés et ne pouvait servir pour la suture de l'utérus. Les ovaires étaient en assez bonne état ; du côté droit pourtant

Il existait *heureusement* plusieurs petits kystes de la grosseur d'une mandarine. J'enlevai l'ovaire et la trompe, laissant un pédicule épais, que je suturai, au moyen de deux sutures en crin de Florence, à la paroi antérieure, ayant soin de les faire passer en dedans de l'artère épigastrique. Je suturai mon incision pariétale, et serrai mes deux sutures du pédicule, en les faisant passer sur un tube en caoutchouc solide, et en les maintenant à l'aide de plombs fendus.

Je fis incliner le lit, de manière que le pied fût élevé de 6 pouces de plus que la tête et je tamponnai le vagin avec du *coton-laine* (Cotton wool) pour maintenir l'utérus en antéversion.

La guérison s'effectua assez simplement. Je retirai les sutures au douzième jour : l'utérus était fixé, le fond tourné en avant et à droite. Les efforts ne parvenaient pas à le faire descendre. J'introduisis un anneau pessaire dans le vagin et je permis à la malade de marcher.

Depuis lors elle se porte bien ; je l'ai touchée il y a quelque jours, et les conditions locales n'étaient pas modifiées. La malade ne souffre pas, ne se plaint pas de pertes, ni de dysurie, elle peut faire en un jour, quatre milles à pied sans se fatiguer. Les règles n'ont pas reparu depuis l'opération (c'est-à-dire depuis plus de sept mois John Phillipps établit ensuite la légitimité du choix de la technique opératoire.

« En nous reportant aux cinq méthodes énumérées dans les prolégomènes qui précèdent la relation de l'observation (1) la première (hystérectomie) ne pouvait se justifier, la malade étant dans la première partie de sa vie génitale et bien que nullipare, il était admissible qu'elle fût capable de procréer. Et de plus, l'affection n'était pas assez sérieuse pour me permettre de penser pour le moment à cette opération. Je ne pouvais pas non plus toucher à l'ovaire, car alors de ce chef, toute chance de grossesse aurait dû être écartée.

(1) Voir Manuel opératoire. p. 39.

Dumoret.   9

La troisième opération (suture des ligaments ronds) était impossible pour la raison donnée plus haut (atrophie des ligaments ronds. *Je ne crois pas que le fait de trouver à la fois du prolapsus et une atrophie des ligaments ronds ait été signalé.* Y avait-il entre ces deux états pathologiques, rapport de cause à effet ou simplement coïncidence ? (*L'auteur se borne à poser la question*).

On dit que l'hystérorrhaphie présente quelques dangers, je me déclare absolument incompétent pour porter un jugement à cet égard.

En procédant par exclusion, j'ai montré pourquoi j'ai choisi le procédé opératoire que j'ai décrit plus haut.

M. Terrier fait très judicieusement remarquer, à propos de l'observation du D' John Phillipps, que pour imiter cet auteur « il faut que, très heureusement, l'opérée ait un ovaire malade *tout prêt à être enlevé* et dont le pédicule *soit non moins prêt* par son volume à être efficacement suturé à la paroi abdominale.

Observation XVIII.

(Terrier, 1888, Cas I.) (1)

Prolapsus utérin au 2ᵉ degré. — Cystocèle et rectocèle. — Endométrite chronique. — Hypertrophie sus et sous-vaginale. — Hystérorrhaphie. — Guérison (observ. rédigée sur les notes de M. Marcel-Baudouin, interne de service.

Mme P..., née Louise D., demeurant à Saint-Ouen, âgée de 38 ans et exerçant l'état de blanchisseuse, entre à l'hôpital Bichat le 23 juillet 1888 pour s'y faire traiter d'une chute de l'utérus. Sa mère est morte tuberculeuse. A joui d'une bonne santé pendant son enfance. Réglée à 12 1/2 les menstruations

(1) F. Terrier. *Revue de chirurgie*, 9ᵉ année, n° 3, 10 mars 1889, p. 105 et suiv.; et *Bull. Soc. de Chir.*, 21 nov. 1888.

furent abondantes, accompagnées de coliques, de douleurs vives et revenant tous les quinze jours. A 18 ans, après s'être mariée, ses règles redevinrent normales, duraient de quatre à cinq jours et apparaissaient tous les mois sans douleurs ; toutefois elles restèrent toujours très abondantes. Mme P..., a eu sept enfants et une fausse couche, entre le sixième et le septième enfant. Toutes ces grossesses ont été normales ; les couches un peu longues furent toujours bonnes ainsi que leurs suites, sauf au premier et au dernier enfant. Trois jours après le premier accouchement, la malade aurait été prise d'accidents de pelvipéritonite ; c'était pendant le siège de Paris par les Allemands, et la malade dut rester deux mois à l'hôpital Lariboisière. Seize mois après, deuxième grossesse.

En 1831, quatre jours après le septième et dernier accouchement, perte de sang qui dura six semaines, avec des alternatives de bien et de mal. Notons que d'autres pertes sanguines se sont produites sans causes, pendant les grossesses, et après les couches. Tous les enfants sauf une fille (la deuxième grossesse) sont morts : cinq garçons et une fille. Depuis 1831, les règles, toujours régulières, sont redevenues douloureuses.

A la suite de sa première couche, Mme P... ressentit de la pesanteur dans le bas-ventre avec des tiraillements plus accusés, soit après la marche, soit après une journée de travail debout ; ces tiraillements, plus marqués à gauche, siégeaient surtout dans la région lombaire. Parfois, ils étaient assez intenses pour que la malade ne pût ni marcher, ni travailler pendant quelque temps. Constipation très grande et habituelle. Pendant les grossesses, la sensation de pesanteur du côté du bas-ventre et les tiraillements lombaires étaient d'autant plus exagérés que la grossesse était plus avancée.

Depuis quatre ans, les phénomènes douloureux se sont accentués. C'est alors que Mme P... s'aperçut du prolapsus de l'utérus ; de temps en temps, et surtout après la station

debout prolongée, la miction devenait fréquente et doulou-
reuse. Impossibilité de se livrer à un travail fatigant, de se
baisser.

Il y a un an que la malade perd beaucoup en blanc, l'écoulement empèse le linge, et souvent il est un peu coloré par
du sang ; jadis intermittent, cet écoulement est continuel depuis six mois. Les menstrues très abondantes, soevenue dans
irrégulières, elles durent trois jours et reviennent tous les
quinze jours. L'état général est très bon, pas d'amaigrisse-
ment, pas de troubles digestifs.

Sous l'influence du séjour au lit, les règles redeviennent
normales et indolores ; les tiraillements du côté des reins
sont absolument nuls ; la pesanteur sur le bassin persiste
toujours ; enfin les accidents vésieaux et l'excitation ner-
veuse, due aux douleurs incessantes, se calment complètement. La leucorrhée persiste malgré le repos et des injections antiseptiques au bichlorure d'hydrargyre (1/2000), faites
méthodiquement deux fois par jour.

Les parois abdominales sont flasques et dépressibles ;
malgré cela on ne peut sentir le fond de l'utérus à l'hypogastre ou derrière le pubis. De même, il est assez difficile de
délimiter la situation des ovaires, on les devine plutôt à la
sensation pénible éprouvée par la malade, qu'on ne les sent
bien nettement. L'utérus abaissé occupe tout le vagin, le col
est à la vulve, il est volumineux et présente deux grosses
lèvres entre lesquelles on voit l'orifice utérin, irrégulier et
agrandi transversalement. La lèvre antérieure du col dépasse
notablement la lèvre postérieure et est plus hypertrophiée
que celui-ci : elle est ulcérée dans l'étendue d'une pièce de
deux francs. Les parois vaginales sont sèches et indurées ;
rien à noter dans les culs de-sac, et en rétroversion. Combi-
nant le palper au toucher, il est facile de saisir l'utérus et
d'apprécier sa mobilité, sa forme et son volume exagéré. Le
périnée est aminci. Par le toucher, l'examen direct et l'examen au spéculum, on constate une cystocèle et une rectocèle

très accusées ; c'est surtout la paroi vésico-vaginale qui est prolabée et forme une sorte de tumeur dont la muqueuse a pris tous les caractères de la peau. Le cathétérisme utérin permet de s'assurer que l'hypertrophie porte surtout sur le col ; toutefois l'utérus offre des dimensions supérieures à la normale. Le toucher rectal n'apprend rien de plus que les examens précédents. Notons que, lorsque la malade se fatigue et se lève, le col utérin fait saillie au dehors de la vulve.

Le traitement préparatoire à l'opération a consisté en injections antiseptiques, bains et repos absolu au lit. On a fait l'examen chimique des urines, il n'a donné que des résultats négatifs.

L'*opération* est pratiquée le 7 août 1888, avec l'aide de MM. Hartmann, prosecteur de la Faculté de médecine de Paris, Baudouin et Dumorel, internes du service. Les précautions habituelles de la laparotomie sont prises avec grand soin. Incision de la paroi abdominale sur la ligne médiane, à partir de quatre travers de doigt au-dessous de l'ombilic jusqu'à trois travers de doigt du pubis. La couche graisseuse sous-cutanée, assez épaisse et vasculaire, nécessite l'application de cinq à six pinces hémostatiques. Incision de la ligne blanche un peu sur le bord interne d'un muscle droit ; ouverture du péritoine avec le bistouri ; les bords de cette ouverture maintenus avec des pinces à pression, elle est agrandie avec des ciseaux mousses.

La main introduite dans la cavité abdominale saisit l'utérus par son fond et l'attire vers la plaie pariétale. A l'aide de l'aiguille de Reverdin, un fil de soie est placé longitudinalement dans le fond de l'utérus, en pénétrant un peu de son tissu ; il sert à attirer l'organe en haut et à le maintenir derrière la paroi abdominale. Les intestins sont refoulés en haut et en arrière à l'aide de compresses imbibées de solution phéniquée faible (au 40°).

Un gros catgut est alors passé obliquement d'abord à gauche, à travers les lèvres de l'ouverture de la paroi abdominale, la peau exceptée, il ressort dans le péritoine, puis est conduit de gauche à droite dans l'épaisseur même du tissu utérin, au niveau de la réunion du col et du corps. Enfin, il est de nouveau passé dans la lèvre droite de l'ouverture abdominale, toujours la peau exceptée. On place deux pinces à pression aux deux extrémités de ce fil. Un deuxième, puis un troisième fil de gros catgut sont passés de même, l'un au milieu du corps, l'autre près du fond de l'utérus et maintenus par des pinces à pression. Tout étant bien épongé, on fait successivement trois ligatures en allant de bas en haut, puis on enlève le fil de soie placé au fond de l'utérus pour l'élever et le maintenir pendant qu'on procédait à la suture. La plaie abdominale est alors refermée en haut à l'aide de trois fils d'argent, passant par le péritoine, et en bas par trois fils de crin de Florence, au niveau des sutures de l'utérus. Un petit drain est placé dans l'angle inférieur de la plaie.

L'opération a duré vingt-deux minutes. Pansement antiseptique de Lister. Gaze iodoformée sur la plaie et le drain.

Pratiqué immédiatement après l'intervention, le toucher vaginal permet de s'assurer que le col est distant de 7 à 8 centimètres de la vulve.

Les suites opératoires ont été des plus simples ; il n'y eut jamais d'accidents fébriles. Dès le lendemain de l'intervention chirurgicale, la malade souffrait si peu qu'elle demandait à se lever. Le drain, tombé seul, fut enlevé lors du premier pansement, c'est-à-dire au bout de huit jours. A cette date, la plaie était presque tout à fait cicatrisée.

La malade se leva au vingtième jour et sortit de l'hôpital le 3 septembre 1888 ; voici dans quel état elle se trouvait alors, d'après les notes prises par MM. Hartmann, prosecteur à la Faculté, et Baudouin, interne du service. A la palpation abdominale, on perçoit très nettement un plastron dur, étalé, situé sous la paroi abdominale antérieure à l'hypogastre, et paraissant faire corps avec cette paroi. La malade étant couchée, le doigt introduit dans le vagin permet d'atteindre difficilement le col utérin qui est situé très haut et ne tend pas à descendre quand la malade tousse. La malade debout, le col reste difficile à atteindre, mais lors de la toux, le doigt appliqué sur le col est très légèrement repoussé, ce qui, d'ailleurs, est un phénomène normal. La malade ne ressent plus ni douleurs, ni pesanteur vers le périnée ou la vulve. La miction est tout à fait normale, et l'état général excellent.

Je revois Mme P... le 5 novembre 1888, soit près de trois mois après son opération, et voici ce que je constate:

L'état général est excellent, et Mme P..., qui a repris son état de blanchisseuse, ne souffre aucunement. La malade couchée, l'utérus est en antéversion, et par le toucher, combiné au palper abdominal, on s'assure qu'il est resté fixé à la paroi abdominale, un peu sur la partie latérale gauche de l'incision de la paroi. Le fond de l'utérus se perd au milieu de la ligne qui sépare le pubis de l'ombilic. Tout cet examen est absolument indolore. Le col est entr'ouvert, sa lèvre postérieure normale, l'antérieure encore un peu hypertrophiée. La cicatrice cutanée de l'incision abdominale a 10 centimètres de long ; elle est rouge, un peu chéloïdienne et offre en haut une très légère éventration, appréciable quand on fait faire un violent effort à la malade. La malade debout, on constate par le toucher que la lèvre postérieure du col est à 10 centimètres de l'ouverture vulvaire, tandis que la lèvre antérieure descend à 7 centimètres. De plus, la paroi postérieure de la vessie fait un peu de procidence du côté du vagin, au-dessous de l'ouverture du canal de l'urèthre. La miction est absolument normale, mais il est important de noter que l'opérée a dû abandonner le port de sa ceinture abdominale qui, comprimant le bas-ventre, lui déterminait des envies fréquentes d'uriner.

Le 2 mars 1889, les choses ont un peu changé, toutefois la lèvre postérieure est descendue à 7 centimètres de la vulve, la malade debout.

En résumé, Mme P..., entrée à l'hôpital absolument infirme

et incapable de tout travail, est actuellement bien portante et peut reprendre ses occupations habituelles (1).

OBSERVATION XIX.

(Rubeska, août 1888) (2).

Prolapsus utérin. — Hystéropexie.

Femme atteinte d'un prolapsus énorme. Parois vaginales antérieure et postérieure complétement renversées. Traitement par la méthode de Pawlick (massage mécanique) restant sans résultat (30 juillet 1888). Ventrofixation par Rubeska, assistant de Pawlick, en l'absence de son maître. Disparition incomplète du prolapsus. Pessaire de Meyer.

Le 15 février 1889, grosseur à la vulve, depuis la chute du pessaire. Utérus toujours maintenu à la paroi abdominale ; élongation du col (utérus de 21 cent.). Prolapsus du vagin accentué par l'insuffisance périnéale et la largeur de la vulve.

OBSERVATION XX. (Inédite.)

(Tuffier, 1888).

Hystéropexie pour prolapsus utérin avec allongement hypertrophique de l'utérus et léger degré de cystocèle.

Caudron (Adénaïs), 19 ans, domestique, entrée le 12 octobre 1888. — Salle Cochin, n° 13, Hôpital Cochin.

(1) Cette observation type a déjà été analysée dans les principaux comptes-rendus de la Société de chirurgie, publiés par la plupart des journaux français : *Progrès médical, Semaine médicale, Bulletin médical*, etc., etc., et même analysée à l'étranger, par exemple dans le *Deutsch. Medizin. Zeitung*, p. 1233, 24 déc. 1888; *British med. Journal*, 9 mars 1889 (Notes de M. Hart, sur le *Paris médical*, en 1889); *La Clinique*, de Bruxelles, (n° 11, 4 avril 1889).

(2) Pawlick. — *Centr. f. Gynœkologie*, n° 13, 1889. Analysé in *Répert. universel d'Obst. et Gyn.*, addition aux *Nouvelles Archives d'Obst. et Gyn.* du 25 mai 1889, n° 5, p. 219.

C'est une femme grande, à cheveux blancs depuis l'âge de 30 ans, à tissu pâle et flasque, la peau abdominale est couverte de vergetures molles, dépressibles, si bien qu'on peut facilement par la palpation simple arriver jusqu'à la colonne vertébrale.

Santé antérieure excellente. De 1850 à 1870, sept grossesses avec accouchements normaux. Au mois de janvier 1887, sans aucun accident, la ménopause définitive s'établit.

En juin 1887, pendant un effort, elle sentit une forte douleur dans l'abdomen. Quelques jours après, elle remarque que sous l'influence d'un travail prolongé, il sort entre les grandes lèvres, une tumeur rongeâtre de la grosseur d'un œuf; en même temps elle éprouve des tiraillements dans la région lombaire.

Cet état s'accentue, peu à peu et bientôt le prolapsus est permanent. Des excoriations, des hémorrhagies se produisent au niveau de ce prolapsus; en vain la malade entre successivement dans plusieurs services où, on lui applique des pessaires; si ces instruments sont trop volumineux, elle ne peut les supporter à cause des douleurs qu'ils provoquent; s'ils sont insuffisants, le prolapsus de l'utérus descend entre les parois de la vulve et le pessaire.

C'est dans ces circonstances qu'elle entre dans notre service le 12 octobre.

Je trouve alors à la vulve une tumeur de la grosseur d'une tête de fœtus formée par l'utérus hypertrophié.

Le col est largement ouvert, il présente des déchirures transversales cicatrisées et il s'écoule à son niveau une grande quantité de muco-pus. L'examen attentif de chacune des tumeurs montre :

1° Un prolapsus complet des parois vaginales qui sont complètement tournées, et il existe simplement une rigole circulaire autour de l'utérus.

L'utérus lui-même est augmenté de longueur, il mesure environ 0m.10. La vessie a basculé et il existe un léger degré de cystocèle, facilement appréciable par le cathétérisme. La paroi inférieure du canal de l'urèthre elle-même semble avoir cédé.

Après avoir réduit le prolapsus, tout le périnée est flasque: on ne trouve en aucun point une surface résistante qui permette la fixation.

2° Du côté du rectum, dépressibilité des culs-de-sac postérieurs sans rectocèle accentué. Les lésions sont réductibles par le décubitus horizontal, le bassin relevé et par une pression méthodique.

Les symptômes fonctionnels peu accentués ; fréquence de la miction, difficulté de l'expulsion de l'urine et la malade a pris pour cela l'habitude d'appuyer sur la tumeur, rien du côté des annexes, pendant la miction. Les urines sont normales. Il n'existe aucune lésion organique ; mais, mise dans l'impossibilité de travailler, cette femme réclame instamment une opération.

J'applique un pessaire Dumontpallier n° 3, 4 et 5 ; aussitôt que la malade est debout il est expulsé.

Dans ces circonstances, le 15 octobre, je pratique l'hystéropexie adoptant le procédé suivant :

Antisepsie. Stérilisation des instruments. Emploi des substances antiseptiques. Chloroformisation. Cathétérisme.

Incision de 0.08 sur la ligne médiane, commençant à 0.05 au-dessus du pubis et se terminant à 0,02 au dessus de l'ombilic. Introduction du doigt d'un aide dans le vagin. L'utérus est ainsi repoussé aussi haut que possible, le doigt est laissé en permanence.

Le péritoine ouvert, je tombe sur la masse intestinale qui remplit complètement le cul-de-sac antérieur. Je constate que cette masse est en rapport avec l'utérus et demandant à mon aide de laisser descendre la matrice, je constate nettement, que toute la masse intestinale suit l'utérus dans cet abaissement.

J'écarte les anses intestinales, je prends le fond de l'utérus et je constate que les annexes sont absolument indemnes. J'amène le fond de l'utérus dans la plaie, je le traverse de suite avec un fil de soie plate (très grosse), que je passe en plein tissu utérin, traversant de part en part et prenant une épaisseur de 1 cent., de tissu.

Au moyen de cette anse de fil, je suspends l'utérus au sommet. Je passe ces chefs dans le péritoine pariétal, de chaque côté au-dessous de ce premier fil, tout le long de la paroi abdominale antérieure, je mets cinq fils de catgut n° 3. Chacune de ces anses de catgut et même celle du fil de soie supérieure est nouée et la plaie abdominale est ainsi fermée sauf à la partie inférieure où j'obture la cavité péritonéale au moyen de fil de catgut. L'utérus ainsi accolé à la face pariétale du péritoine, je crains que la séreuse ne se décolle de la paroi abdominale proprement dite. Je repasse chacune de ces anses de fil dans les muscles et les aponévroses de l'abdomen et je les noue à ce niveau, si bien que mon utérus est non seulement fixé au péritoine, mais encore aux muscles de l'abdomen.

Suture de la peau au crin de Florence (6 points superficiels) pansement iodoformé, ouate au sublimé. L'opération a duré 20 minutes, pansement non compris.

T° 36°,8, — 37°,4

J'enlève les sutures au 8e jour. Nouveau pansement, cicatrisation parfaite.

Au 28e jour, j'enlève le second pansement, cicatrisation complète et la malade reste au lit dans le décubitus dorsal pendant six semaines. Elle se lève alors et quitte l'hôpital le 20 janvier.

À ce moment l'utérus est parfaitement fixe, aucune douleur, pas le moindre trouble de lésions vésicales ; pas de cystocèle ; paroi vaginale antérieure flasque, pas d'éventration. Ni ceinture ni pessaire.

Le 1er mars 1889, la malade qui avait repris son travail revient nous consulter, pendant les efforts violents qu'elle fait, elle éprouve, entre les grandes lèvres, une sensation de corps étranger anormal.

Je trouve l'utérus parfaitemnnt fixé derrière la paroi abdominale. L'utérus a un volume normal, le col est petit, eu égard à la multiparité de cette femme ; le doigt ne peut l'atteindre, même en déprimant.

L'hystérométrie n'a pas été pratiqué, mais la palpation abdominale et le toucher me permettent d'affirmer ce qu'un cathétérisme ultérieur démontrera d'une façon rigoureuse, le retour à l'état normal de la cavité utérine.

Dans le décubitus dorsal, la paroi de la vessie est flasque, mais ne bombe pas dans le vagin ; mais sous l'influence de l'effort abdominal, cette paroi bombe, il se produit une véritable cystocèle, mais sans hernie entre les grandes lèvres.

Troubles fonctionnels nuls, aucune douleur abdominale, miction normale.

En raison de cet état satisfaisant, je refuse à cette malade toute espèce d'intervention.

Le 15 mars, la malade vient de nouveau me trouver, elle prétend qu'elle ne peut faire d'efforts violents nécessités par sa profession, sans être incommodée, et veut, suivant son expression, (être absolument débarrassée de ses ennuis).

Je me décide alors à intervenir de nouveau par une opération qui me paraît absolument bénigne et indiquée.

Les recherches cadavériques m'ont prouvé que dans le cas de cystocèle, la traction des parois latérales de la vessie en haut du côté de la paroi abdominale, réduisait la hernie. D'autres opérations pratiquées sur le cadavre m'avaient démontré qu'en passant des points de suture dans l'épaisseur de la paroi vésicale, il était possible d'amener ces parois latérales de la vessie, au contact de la ligne médiane de l'abdomen et de réduire ainsi complètement la cystocèle.

Je résolus donc d'appliquer cette opération à cette femme, et voici ce que je fis :

Incision de la paroi abdominale antérieure sur la ligne médiane au-dessous de la précédente incision, étendue de 0m.05 au-dessous du pubis jusque sur la symphise pubienne.

Dissection couche par couche comme dans une taille hypogastrique. découverte de la vessie, libération de la face latérale de la vessie et application permanente du doigt d'un aide dans le vagin.

J'exerce alors sur les parties latérales de la vessie une légère traction de bas en haut et mon aide sent nettement la déduction du prolapsus vésical et la vessie est attirée vers la symphyse. J'étais assisté de MM. Poupinel et Chipault.

Je traversai par une série de fils de catgut les muscles de a paroi abdominale à 0,02 cent. du bord libre de mon incision. Je fais cheminer l'aiguille chargée de catgut dans l'épaisseur de la partie latérale de la vessie et la direction de mes fils est telle qu'une fois serrés, ils doivent relever en haut et en avant la paroi latérale de la vessie. Je place ainsi de chaque côté de la ligne médiane, *par conséquent, sur chaque face latérale de la vessie*, cinq points de suture. Je serre les fils et je vois sur la ligne médiane la paroi antérieure de la vessie se froncer. Je ferme la paroi abdominale antérieure par des sutures au catgut et la peau est suturée au crin de Florence. Pas de drainage.

Cette première opération terminée, j'examine moi-même la paroi antérieure du vagin à l'aide d'une sonde utérine. Cette paroi est rigide, sans que pour cela, le canal de l'urèthre soit tendu.

Voulant débarrasser complètement cette malade, je pratique une petite élytrorraphie antérieure complémentaire au niveau du col de la vessie et de la paroi initiale de l'urèthre.

J'emploie la méthode habituelle en pareil cas. Incision losangique, décortication; sutures perdues au catgut, pansement iodoformé, ouate au sublimé, etc...

Quelques remarques sur la nature et le placement des sutures. — M. Tuffier estime que la soie placée au

fond de l'utérus est indispensable pour établir des adhérences une fois que le catgut est résorbé.

La suture aux muscles lui paraît également indispensable parce que le péritoine de cette région n'est pas
très adhérent et qu'il pourrait se décoller.

Il est nécessaire, insiste-t-il, d'avoir une cicatrice
solide, parce que son observation lui a montré que toute
la masse intestinale appuie sur l'utérus et tend à le faire
descendre.

OBSERVATION XXI.

(Lauwers, 1888) (1).

Un cas de ventro-fixation pour prolapsus utérin.

Régine V..., âgée de 62 ans, mère de sept enfants, était
venue me trouver avec un prolapsus utérin qui l'empêchait
absolument de travailler et de vaquer à ses occupations. Ce
prolapsus était doublé d'une hypertrophie notable de la lèvre
antérieure du col. Il y avait aussi cystocèle très manifeste. La
malade qui désirait guérir à tout prix, avait essayé en vain
les pessaires les plus variés. Comme elle avait dépassé l'âge
de retour, je me résolus à lui pratiquer une opération à laquelle Terrier venait d'avoir recours et dont il avait fait mention à la séance de la *Société de chirurgie* du 21 novembre 1888.

Elle eut lieu le 10 décembre dernier. Incision de 0 06 sur la
ligne médiane de la paroi abdominale. Ayant amené le fond
de l'utérus à la partie inférieure de l'incision, je traversai,
avec une aiguille chargée d'un fil de soie, d'abord la lèvre
gauche de l'incision abdominale, puis les couches superfi-

(1) Lauwers. *Revue médicale* publiée par des professeurs de
la Faculté de médecine de l'Université catholique de Louvain, 8ᵉ
année, mars 1889, nᵒ 2, p. 125.

cielles du fond de l'utérus, puis le péritoine et la paroi abdominale du côté droit. Je plaçai ainsi, très près les uns des autres, quatre points de suture utéro-abdominale. L'opérée guérit sans présenter le moindre accident.

Je l'ai revue le 11 janvier dernier. Le col de l'utérus était à peine accessible par le toucher ; la cystocèle avait disparu.

Schrœder, ajoute l'auteur, conseille de fixer le fond de l'utérus très haut dans l'incision abdominale. Je n'ai pas suivi ce conseil ; j'ai assuré la matrice aussi bas que possible dans la plaie. Il me semble que plus on élève le fond de l'utérus, plus on tend à mettre sur la même ligne l'axe de l'utérus et l'axe du vagin, et par conséquent à favoriser le retour du déplacement qu'on cherchait à corriger.

OBSERVATION XXII.

(Terrier, 21 déc. 1888, cas 2) (1).

Prolapsus complet. — Cœxistence de salpingo-ovarite gauche. — Hypertrophie sus et sous-vaginale. — Hystéropexie salpingo-œphorectomie. — Guérison (obs. rédigée et publiée déjà par M. Terrier d'après les notes fournies par M. Dumoret, interne de service et complétée à l'aide des notes plus détaillées de M. Dumoret.

Mme C..., née D..., habitant Levallois-Perret, ménagère, âgée de 47 ans, entre à l'hôpital Bichat, salle Chassaignac n° 28, le 10 décembre 1888.

Cette femme, de très haute taille, est maigre mais fort robuste. Son père serait mort de pneumonie ; sa mère, qui a aussi succombé à une affection de poitrine, était elle-même atteinte de prolapsus utérin.

____

(1) Terrier. *Bull. Soc. Chir.*, 30 janvier 1889, p. 81.

Réglée à 15 ans et demi, les menstrues étaient régulières peu abondantes et absolument indolores, elles duraient trois à quatre jours.

Mariée à 19 ans et demi, Mme C... eut une couche en avril 1862 ; les suites furent normales, la malade se leva au ONZIÈME JOUR et ne reprit ses occupations qu'au bout de trois semaines.

Pas d'excès de fatigue, la malade se ménageant suivant son expression.

Or, depuis cette couche, l'utérus était abaissé et le col se présentait à la vulve dans la station verticale. Il se réduisait dans la station horizontale.

Il existait des douleurs abdominales avec tiraillements vers les lombes, douleurs exaspérées soit par la marche, soit par la station debout prolongée.

Toutefois ces accidents étaient en fait tolérés, lorsqu'il y a deux mois et demi, il y eut une véritable précipitation de l'utérus à travers l'orifice vulvaire.

Dès lors le prolapsus devint irréductible dans le décubitus dorsal, et cela malgré les efforts manuels pour obtenir cette réduction. Les douleurs devinrent de plus en plus vives, enfin la miction, très pénible, devint plus fréquente.

Ce sont ces accidents insupportables qui déterminèrent la malade à venir consulter et à entrer à l'hôpital.

Hors de la vulve existe une tumeur piriforme du volume d'une orange et offrant une coloration bleuâtre violacée. La surface de cette tumeur lisse et unie offre au toucher une sensation de sécheresse parcheminée toute spéciale.

A la partie inférieure de la tumeur, on aperçoit l'orifice externe du museau de tanche, légèrement entr'ouvert et offrant quelques exulcérations et granulations à sa surface.

L'hystéromètre donne 11 centimètres et demi de longueur de cavité utérine, col et corps compris. Le col et le corps sont évidemment hypertrophiés.

Par le toucher, le vagin est très sec et parcheminé, l'utérus est fort difficile à réduire et même on ne le fait rentrer que partiellement, et le prolapsus se reproduit dès qu'on n'agit plus sur le col.

Prolapsus de la paroi vaginale et cystocèle d'ailleurs pas très accusée, sauf dans les efforts de toux. Pas de rectocèle.

Le toucher, combiné au palper, permet de reconnaître que l'utérus est immobilisé dans le bassin, et qu'il offre un développement anormal, qui nous fit penser à *un utérus bourré de fibromes*.

Comme troubles fonctionnels, on doit signaler : des douleurs lombaires continues, des douleurs vésicales, des mictions fréquentes et douloureuses et une constipation habituelle.

Du reste tous les autres organes sont sains, et Mme C... s'alimente fort bien.

Les douleurs sont telles que la station debout, la marche et surtout tout travail sont impossibles.

L'opération est faite le 21 décembre 1883 avec l'aide de MM. Quénu, chirurgien des hôpitaux, et Hartmann, prosecteur à la Faculté de médecine. Notre collègue M. le D' Monod y assistait.

L'anesthésie de la patiente est difficile ; de plus, la réduction du prolapsus, même après anesthésie, est fort pénible et incomplète ; elle est faite par M. Hartmann.

Incision médiane sous ombicale ; on arrive rapidement dans la cavité abdominale.

De suite on constate : 1° des adhérences de l'intestin grêle au fond de l'utérus et une tumeur située à gauche et faisant absolument corps avec l'utérus ; 2° cette tumeur est manifestement fluctuante ; est-ce un kyste de la trompe ou de l'ovaire gauche ?

On libère peu à peu l'utérus en arrière et en dehors de ses adhérences intestinales.

En avant, la vessie très adhérente et remontée est repoussée en bas après décollement de la face antérieure de l'utérus.

Dumoret.   10

Comme on le voit, la vessie est fort éloignée de la paroi abdominal.

L'isolement de la tumeur latérale gauche ne peut être poursuivi sans agrandir en haut l'ouverture du ventre, jusqu'au-dessus de l'ombilic. Cette section se fait avec des ciseaux volumineux et mousses.

On voit alors très nettement que la tumeur fluctuante est située dans le ligament large gauche dédoublé et qu'elle repousse et maintient l'utérus en bas et à droite.

On procède à l'énucléation de cette tumeur après avoir incisé son enveloppe au bistouri ; mais à la fin de cette énucléation, la tumeur se rupture, et il s'en écoule environ un verre de sang coagulé depuis longtemps déjà et un liquide d'aspect puriforme. On éponge les parties avec soin et on abrite les intestins avec des compresses phéniquées stérilisées par l'ébullition.

À l'aide des ongles et des ciseaux, on continue l'isolement de la tumeur du ligament large en ayant soin de placer des pinces à pression sur les vaisseaux qui donnent du sang, surtout sur ceux qui correspondent à l'angle utérin gauche.

La tumeur est enlevée ainsi par morceaux, car elle se déchire facilement par la traction qu'on lui fait subir.

Ceci fait, après avoir bien nettoyé le péritoine pelvien, on laisse une éponge, maintenue par une pince, en arrière de l'utérus.

Celui-ci, situé à droite, est volumineux et peut alors être relevé jusqu'à l'incision abdominale. On en finit avec le côté gauche, en faisant trois ligatures en chaîne, comprenant l'angle utérin et le ligament large, ce qui arrête absolument le sang. Puis on remplace par une autre l'éponge déjà placée en arrière de l'utérus et qui était remplie de sang coagulé.

Passant à droite, j'amène l'utérus sur la ligne médiane, et je le fixe par trois points de suture au catgut de fort calibre. Chacune de ces anses comprend toute l'épaisseur de la paroi, moins la peau, des deux côtés de l'incision et une partie de la paroi antérieure de l'utérus. Le premier fil passe justement sur un point où le tissu utérin a été un peu incisé par le bistouri.

Un gros drain est placé derrière l'utérus dans le cul-de-sac, d'où l'on retire l'éponge montée. Nettoyage des culs-de-sac péritonéaux avec grand soin.

Suture de la paroi avec six fils d'argent profonds et sept fils superficiels au crin de Florence. Pansement à la poudre de salol et avec la gaze au salol.

L'opération a duré une heure dix minutes. Le spray a été utilisé pendant toute la durée de l'intervention chirurgicale.

21 décembre. Quatre vomissements dans l'après-midi. Un peu d'abattement. T. 37°, P. 110, R. 40.

22 décembre. Nuit calme. Un peu d'oppression due aux palpitations, pouls irrégulier. Urines, 200 grammes en vingt-quatre heures T. matin 30°,2, P. 118, R. 40; T. soir 38°,2, P. 120, R. 40.

La journée est assez bonne. Alimentation lactée.

23 décembre. Dort deux heures environ. Oppression moindre. Abdomen indolore Pas de météorisme.

Premier pansement; on replace le drain, T. matin 38°,3, P. 112, R. 38.

Bonne journée. Beaucoup de gaz par l'anus. T. soir 37°,0, P. 118, R. 34.

24 décembre. La malade a dormi une partie de la nuit. Elle s'alimente bien. T. matin 37°,2, P. 104, R. 34.

Le pouls reste toujours irrégulier. Une garde-robe normale. T. soir 37°, P. 126, R. 32.

La malade étant un peu oppressée, on lui place quelques ventouses sèches sur la paroi antérieure du thorax.

25 décembre. Une bonne nuit. Une garde robe le matin. T. matin 38°, P. 98, R. 58.

Il n'y a plus d'irrégularités cardiaques. T. soir 37°, P. 92, R. 32.

Du 20 décembre au 27 janvier 1880, rien à noter, l'opérée va très bien et s'alimente.

2 janvier. Deuxième pansement par le Dr Quénu qui me remplaçait ; réunion parfaite ; on laisse les points de suture et on maintient le tube qui, d'ailleurs, n'a donné issue qu'à un peu de sérosité sanguinolente. Pansement au salol.

4 janvier (3e pansement). On enlève les six fils d'argent, et un tube de petit calibre, mais aussi long, est substitué au tube primitif. Il y a une petite escarre au sacrum. Pansement au salol.

12 janvier (4e pansement). On enlève les crins de Florence et le tube. Tampon iodoformé sur l'orifice de son trajet et compresses au salol.

17 janvier (5e pansement). La cicatrice est parfaite. Ouate salicylée. Bandage de corps en flanelle.

Le 20 janvier. J'examine la malade et je note au toucher qu'il y a un peu de cystocèle persistante, que la lèvre postérieure du col est à 4 centimètres de la vulve, et la lèvre antérieure à 3 centimètres.

L'utérus, absolument immobilisé, est fixé derrière la paroi abdominale, à la partie inférieure de la suture médiane.

La malade se lève le 21 janvier, portant une ceinture abdominale, juste un mois après l'opération. Les mictions sont faciles et non fréquentes.

Les jours suivants, elle marche et se promène sans ressentir la moindre gêne ni la moindre douleur. Les jambes seules sont faibles encore.

Mme C... quitte l'hôpital le 27 janvier 1880.

L'examen de la pièce fait en détail par le Dr Poupinel permet d'affirmer qu'il s'agissait d'une poche kystique du volume d'un œuf de poule portant accolée à sa paroi une saillie allongée et sinueuse qui n'est autre que la trompe. Son canal s'abouche dans la cavité kystique constituée aux dépens de l'extrémité externe de la trompe et probablement avec des organes voisins : ovaire et ligament large. Cette cavité renfermait du muco-pus, et sa paroi teintée en jaune d'ocre permet d'affirmer la nature primitivement hématique du contenu. La paroi de cette cavité est fibreuse et résistante.

La partie de trompe qui a conservé son aspect normal offre une paroi épaisse et une muqueuse représentée par des cellules embryonnaires, l'épithélium ayant disparu.

Je n'ai pas besoin d'insister sur les difficultés de l'opération dont je viens de vous rendre compte ; ce que je tiens à faire remarquer, c'est que, malgré ces difficultés, grâce aux précautions aseptiques et antiseptiques, j'ai pu éviter toute complication péritonéale, et ma suture a parfaitement tenu au moins jusqu'au départ de la malade, bien que cette suture soit faite avec du catgut certainement aseptique.

Un autre point à signaler, c'est la complexité de ce fait, complexité qui n'est peut-être pas aussi exceptionnel qu'on peut le penser à priori.

En effet, la chute même de l'utérus est une cause d'inflammation intra-utérine, de métrite, et celle-ci doit fréquemment donner lieu à des salpingites et à des salpingites qui peuvent suppurer.

OBSERVATION XXII.

(Polaillon, 1888) (1).

Un cas de ventro-fixation ou utéropexie.

Une femme de 50 ans, Hortense S..., entrait, le 28 novembre 1888, à la Pitié, salle Gerdy, n° 13, pour un prolapsus complet de l'utérus.

Cette femme, forte et grasse, était habituellement bien por-

(1) Polaillon. *Un cas de ventro-fixation ou utéropexie*; communication à la *Société de chirurgie de Paris*, le 23 janvier 1889 ; analysée in *Progrès médical* et reproduite in *Rev. de Chir.*

tante. A 20 ans, elle eut une première grossesse. Le prolapsus date de ce premier accouchement. A 38 ans, elle eut un second accouchement, après lequel le prolapsus persista et devint rapidement complet.

Depuis deux ans, les règles ont présenté quelques irrégularités. Elles se sont complètement supprimées depuis huit mois.

Chose singulière, la mère de la malade avait elle-même un prolapsus utérin. Les antécédents héréditaires n'offrent, d'ailleurs, rien autre à noter.

Il y a deux ans, le prolapsus de notre malade devint douloureux. Il provoquait des douleurs de rein, des douleurs épigastriques et des coliques. La station de bout était pénible. Les mouvements, pour élever les bras, pour s'accroupir, étaient particulièrement douloureux. Les mictions étaient lentes et difficiles.

Les pessaires ne procuraient aucun soulagement et ne pouvaient rester en place.

La malade, examinée à son entrée à l'hôpital, présente, en effet, tous les signes d'un prolapsus complet de l'utérus avec cystocèle vaginale. La station debout, les efforts quelconques provoquent la sortie du col utérin hors de la vulve, et la malade raconte que l'utérus tombe tout à fait entre les cuisses, lorsqu'elle se livre à des travaux pénibles.

La réduction avec le doigt est facile et complète. On peut même amener le fond de l'utérus au contact de la paroi abdominale et le sentir avec la main appliquée au dessus du pubis.

Le col est petit, non ulcéré. La cavité utérine a des dimensions normales : 6 centimètres de profondeur. Il n'y a donc aucune hypertrophie du col ni du corps.

En présence de ce prolapsus complet, douloureux et incoercible par les pessaires, je songeai à deux opérations : l'ablation de l'utérus, qui aurait été sans inconvénients chez une femme arrivée à la ménopause, et la ventro-fixation. Je me décidai pour cette dernière opération.

La malade fut baignée, purgée ; le vagin fut rendu aseptique par des injections de sublimé.

Le 22 décembre 1888 l'opération fut faite.

La chloroformisation est assez difficile. Il n'y a pas de vomissement pendant le sommeil anesthésique, mais de l'agitation et des plaintes.

Après avoir réduit l'utérus, cathétérisé la vessie et lavé le vagin avec une solution de sublimé à un millième, je place dans le vagin un spéculum plein en buis, afin de refouler l'utérus le plus haut possible. Ce spéculum est maintenu par un aide pendant toute la durée de l'opération.

Puis, le pubis étant rasé et lavé au sublimé, je fais une incision sur la ligne médiane, à trois travers de doigt au-dessous de l'ombilic, jusqu'à la partie supérieure de l'articulation pubienne. La couche graisseuse de la paroi abdominale est très épaisse.

Les intestins, ayant une grande tendance à faire hernie, sont refoulés avec des éponges antiseptiques.

La vessie ne se voit pas ; mais une sonde, introduite dans sa cavité, montre où elle se trouve derrière le pubis. Je prends de grandes précautions pour ne pas la blesser.

La recherche de l'utérus avec les doigts présente quelques difficultés, et j'ai beaucoup de peine à l'attirer au niveau de l'angle inférieur de la plaie, bien qu'il soit refoulé en haut par le spéculum introduit dans le vagin. L'utérus était recouvert de plusieurs petits fibromes sous-péritonéaux.

J'embroche le fond de l'utérus et un de ces fibromes avec une aiguille d'Emmet, et je passe un fil double de catgut n° 4. Deux autres fils simples de catgut n° 4 sont ensuite placés au-dessous des premiers, à travers la paroi antérieure de l'utérus, à l'aide d'une sorte d'aiguille de Deschamps courbée latéralement.

Le premier fil double a été placé avec beaucoup de difficulté, en raison de l'épaisseur de la paroi abdominale et de la profondeur où se trouvait l'utérus. Ce premier fil a permis d'attirer l'organe en haut et de faciliter l'application des deux autres fils.

Comme une certaine quantité de sang s'était répandue dans le petit bassin, cette cavité fut soigneusement lavée, puis je procédai à la fixation de l'utérus. Chacun des fils de catgut fut passé, de chaque côté, à travers la paroi abdominale, en les faisant pénétrer par la surface péritonéale et ressortir, un peu en arrière de la peau, sur la surface de l'incision. Avant de serrer les fils utérins, trois points de suture profonds en fil d'argent furent placés sur les lèvres de la plaie. Les fils utérins furent ensuite noués, et les lèvres de l'incision rapprochées par les fils de suture profonde et par quelques points de suture superficielle en crins de Florence.

Le spéculum fort alors retiré, et, par le toucher vaginal, on sentit que l'utérus était très bien fixé à la paroi abdominale.

Pansement de Lister sur le ventre et tampon de gaze iodoformée dans le vagin.

La malade est reportée dans son lit.

Le réveil est rapide et facile.

Dans la journée, la malade a des nausées et quelques crachottements. Les douleurs du ventre sont légères. On a dû la sonder pour la faire uriner.

Un peu d'agitation vers le soir, calmée par 1 centigramme de morphine en injection hypodermique.

Glace en permanence sur le ventre. T. 38°, 0, P. 92, R. 30.

23 décembre. La nuit a été agitée. Il y a eu plusieurs vomissements. Soif très vive. T. matin 37°, 0, P. 92, R. 32; T. soir 37°, 4, P. 108.

24 décembre. Douleurs dans le ventre assez vives pour faire pousser des cris à la malade. Pas d'émission gazeuse par l'anus. Miction spontanée. Les vomissements ont cessé. T. matin 37°, 3, P. 116, R. 50; T. soir 37°, 120, R. 20.

Glace sur le ventre; 50 centigrammes de sulfate de quinine en lavement.

25 décembre. Les douleurs de ventre continuent. Les vomis-

sements recommencent. Les matières vomies sont formées par les boissons. T. matin 37°, 6, P. 132, R. 27; T. soir 37, P. 133, R. 30.

75 centigrammes de sulfate de quinine en lavement.

26 décembre. Anxiété. Un peu de délire. Teinte subictérique de la face. Vomissements continuels. Le ventre est très ballonné. Cependant il y a des émissions de gaz par l'anus et des mictions spontanées.

1er pansement. Poudre d'iodoforme sur la plaie, qui est recouverte d'un pansement de Lister. Badigeonnage de tout le ventre avec du collodion. T. matin 37,2. P. 132, R. 30; T. soir 37,2. P. 128.

50 centigrammes de calomel pour provoquer des évacuations intestinales.

27 décembre. La purgation avec le calomel n'a pas agi. On donne une nouvelle purgation avec 40 grammes de citrate de magnésie. Elle est vomie.

L'état est grave, bien que la température ne dépasse pas 27°.

28 décembre. La nuit a été assez calme. Le faciès est un peu cyanosé. Somnolence. Quelques gaz par l'anus, mais point d'évacuations alvines. T. 38°, 8. Pouls ondulant, très faible, à 132. Délire dans la journée.

Mort à 3 heures de l'après-midi.

Autopsie faite trente-six heures après la mort, par M. Mariage, interne du service. Dès que les fils de la suture abdominale furent enlevés, la plaie se désunit. Il y a quelques caillots sanguins à la partie inférieure de la plaie. La partie profonde de la plaie est formée par une masse inflammatoire englobant la couche sous-péritonéale, le péritoine et le grand épiploon. On *ne retrouve pas à ce niveau les fils de catgut qui ont servi à suturer l'utérus.*

L'utérus est retombé dans le petit bassin et n'a plus de rapport avec la paroi abdominale que par quelques tractus fibrineux, sans consistance, longs et grêles.

Les fils de catgut *se sont complètement résorbés*. On n'en retrouve, au niveau de l'utérus, que quelques lambeaux friables.

L'utérus, très petit, couvert de petits corps fibreux, dont quelques-uns sont tout à fait pédiculés, présente à sa face antérieure la trace des trois points de suture qu'on y avait placés.

Les anses intestinales sont très dilatées par les gaz. Le péritoine est légèrement rouge, surtout aux points de contact des anses intestinales. Pas d'épanchement séreux ni purulent. En somme, péritonite généralisée légère.

Les autres organes sont sains : le cœur, les poumons, les reins, le foie, ne présentent pas de lésions notables.

M. Terrier vient de nous communiquer une nouvelle observation de prolapsus utérin traité par son procédé d'hystéropexie. (Un nouveau succès à l'actif de cette méthode).

Observation XXVI. (*Inédite.*)

(Terrier, 2 février 1880, cas III.)

Pour prolapsus utérin et salpingo-ovariectomie double.

Mme Muller, femme Lascaze, demeurant 11, rue des Apennins à Paris, âgée de 31 ans, ménagère, entre à l'hôpital Bichat le 10 janvier 1880 ; elle m'est adressée par mon confrère le Dr Murray. Son père et sa mère sont morts : l'un a succombé à 68 ans des suites d'un anthrax ; l'autre fut emportée par des accidents cardiaques : notons qu'elle avait entre autre une tumeur abdominale. Trois frères ou sœurs, sont morts jeunes d'accidents méningitiques. Sauf quelques affections de l'enfance (fièvres éruptives) et une fièvre continue à 12 ans (typhoïde), la malade se porte assez bien.

A 13 ans et demi, la menstruation s'établit facilement ; pendant six mois, les règles furent incolores, assez abondantes et régulières. A 10 ans, accident de voiture déterminant un traumatisme abdominal suivi de troubles menstruels, les règles sont moins abondantes, douloureuses et apparaissent irrégulièrement.

Mariée à 22 ans, Mme L... eut une première grossesse à 25 ans; cette grossesse arriva à terme sans accidents.

L'accouchement est spontané avec perte de connaissance et attaques convulsives(?) Il n'y avait pas d'albumine dans les urines. Cet enfant est bien portant encore aujourd'hui. Trois semaines de repos au lit après cette couche n'empêchèrent pas qu'en se levant et après avoir marché, la malade s'aperçut d'une chute de l'utérus; il sortait par la vulve, dit-elle, une tumeur du volume d'une poire.

Un médecin réduisit la tumeur, conseilla le repos au lit et fit porter des pessaires dont aucun ne put tenir en place. Le retour de couche n'eut lieu qu'au bout de 7 mois.

Depuis lors, c'est-à-dire depuis cinq ans, l'utérus sort des voies génitales pendant la station debout et cette procidence est augmentée par la marche, les efforts et la fatigue. Les règles sont revenues chaque mois, sont douloureuses durant quatre à cinq jours et modérément abondantes. Il existe une leucorrhée très accusée dans l'intervalle des menstrues; notons que le coït n'est pas douloureux. La malade accuse en outre des phénomènes nerveux réflexes, fort accusés, nausées et vomissements; vertiges et tendances syncopales, douleurs lombaires et hypogastriques continues devenant plus vives par la fatigue. La constipation est opiniâtre; il y a des troubles de la miction, dysurie, envies fréquentes d'uriner, incontinence intermittente. Toutefois la santé reste assez bonne quoique la malade ait maigri et tousse un peu.

La malade couchée, l'utérus est en rétroversion, le col est légèrement entr'ouvert, sa lèvre postérieure hypertrophiée et déchirée à sa partie latérale gauche. L'hystéromètre donne 9 cent. et demi. Le toucher est assez douloureux, toutefois l'utérus est mobile; par le toucher rectal on constate l'hypertrophie du corps utérin. Quand la malade se lève, le col est à la vulve et il y a un peu de cystocèle vaginale.

L'opération est faite le 2 février 1889.

Pendant l'anesthésie faite par le D' Péraire, il y a une légère syncope d'ailleurs vite disparue par la respiration artificielle.

L'ouverture du ventre faite sur la ligne médiane et au-dessous de l'ombilic est assez peu étendue, juste suffisante pour les manœuvres ultérieures. L'ovaire gauche est examiné et trouvé kystique — un petit kyste se rompit même pendant cet examen — on l'enlève avec la trompe correspondante en plaçant deux ligatures en soie et croisées sur le pédicule tubo-ovarien. Le 2e ovaire (droit) est aussi enlevé de la même manière.

Reste l'utérus dont on va chercher le fond dans les profondeurs du bassin et qu'on amène avec une certaine peine en bas de l'incision abdominale. Je le maintiens en place avec la main gauche, pendant que de la droite je place trois points de suture comprenant les lèvres de l'incision abdominale (la peau excepté) et la face antérieure de l'utérus.

Un point est placé au niveau de l'isthme et les deux autres au-dessus à 1 cent. et demi de distance les uns des autres. Le reste de l'ouverture péritonéale est suturé au catgut ; puis 7 sutures de la plaie sont faites au crin de Florence.

L'opération a duré 30 minutes et a été faite sans le spray. Pansement au salol et avec la gaze phéniquée. Les suites opératoires furent des plus simples :

Le 2 le soir, T. 37,2, P. 00, R. 28. La malade prend du champagne glacé.

Le 3 T. matin 37,2, P. 91, R. 24, 3 vomisssments aqueux ; 500 grammes d'urine pour les 24 premières heures.

Le 4, T. soir 37,2, P. 100, R. 24. Glace, champagne, nuit bonne, évacuation de gaz par la sonde rectale, T. matin 37,5, P. 101, R. 24, s'alimente avec un peu de lait et d'eau de Pougues, T. soir 37,4, P. 100, R. 24.

Le 5, T. matin 37,2, soir 37,3. L'opérée va très bien.

Le 8, T. matin 37°, soir 38°. Il y avait un peu de constipation.

Le 9, pansement : on enlève tous les fils de crin de Florence.

Le 15, T. matin 37,2, soir 37,0. La malade s'alimente bien, deuxième et dernier pansement.

La malade se lève au bout de 20 jours et, à sa sortie de l'hôpital, le 1er mars 1889, on constate que l'utérus est resté parfaitement fixé en antéversion derrière la paroi abdominale et que le col est très élevé. Mme L. va en convalescence au Vésinet.

Le 9 avril 1889. — Depuis l'opération, Mme L. n'a plus eu ses règles. Les troubles d'origine réflexes tels que les nausées et les vomissements ont disparu. Les douleurs n'existent plus et la marche est devenue facile. La malade n'éprouvait plus de sensation de pesanteur que lorsqu'elle s'est très fatiguée. Il n'y a plus de leucorrhée ni de troubles de la miction.

La cicatrice sous-ombilicale un peu rouge et un peu distendue mesure 10 cent. de long, on y retrouve latéralement la trace des 7 points de suture qui maintenaient la plaie.

Le fond de l'utérus répond à la moitié de la hauteur de la cicatrice sous-ombilicale ; l'utérus est en antéversion et fixé derrière la paroi abdominale ; le col utérin (la malade debout) est à 7 cent. au-dessus de l'orifice vulvaire.

« Ce n'est pas le moment d'ajouter des réflexions à ces observations nouvelles, ajoute M. Terrier, comme je l'ai déjà dit dans mon travail sur le même sujet publié dans la *Revue de chirurgie*(1); on ne peut encore conclure sur l'efficacité prolongée de cette méthode et le temps seul pourra nous

(1) Nous regrettons que le laconisme avec lequel les résultats de plusieurs cas sont annoncés ne nous aient permis de discuter certaines observations; ces dernières eussent beaucoup gagné à être accompagnées de moins de restrictions et de plus de détails précis.

éclairer à cet égard. (N° 3, p. 185, 20 mars 1880. *Revue de chir.*) »

Observation XXV (*Inédite*).

Communiquée par M. Segond (1).

Salpingo-ovariectomie double et hystiopexie complémentaire.

Madame S..., 2 ans.

Double salpingo-ovarite avec rétroversion et chute de l'utérus.

Salpingo-ovariectomie bilatérale le 1 février 1880.

Suture du pédicule à la plaie abdominale.

Suites opératoires des plus simples.

La malade est revue en mai 1880. Résultat excellent fixation parfaite de l'utérus à la paroi abdominale. Plus de trace du prolapsus utérin.

(1) M. Segond a eu la bonté de nous remettre cette observation au dernier moment.

CONCLUSIONS

Arrivé au terme de cette étude, nous devons essayer de tirer quelques conclusions des faits que nous avons publiés et qui figurent à la fin de notre thèse. Nous nous rallions entièrement à celles adoptées par notre maître, M. Terrier (1) :

« 1° Le prolapsus de l'utérus, simple ou compliqué, est justiciable de l'opération dite : ventro-fixation, hystérorrhaphie, hystéropexie.

« 2° Cette opération peut être faite de diverses manières, soit en fixant à la paroi abdominale les cornes utérines (procédé d'Olshausen), soit en fixant toujours à la paroi le pédicule d'un ovaire enlevé (procédé de John Phillipps), soit enfin en suturant la paroi antérieure de l'utérus aux lèvres de la section abdominale faite pour la laparotomie (procédé de F. Terrier).

« 3° Notre manière de faire, qui se rapproche beaucoup de celles que Lawson Tait, Hennig, Czerny et surtout Léopold ont utilisées pour remédier à la rétroversion de l'utérus, en diffère cependant par certains points, à savoir : les sutures comprenant toute la paroi antérieure de l'utérus depuis l'isthme jusqu'au fond ; l'emploi du catgut au lieu du fil de soie ; enfin l'inclusion

(1) *Loc. cit.*

de la suture dans la plaie abdominale médiane, celle-ci étant fermée au-dessus de chacune des anses de catgut.

« 4° Dans les trois cas où nous avons utilisé cette manière de faire, le résultat immédiat a été excellent en ce sens que l'utérus a été parfaitement fixé à la paroi abdominale et que le prolapsus a disparu.

« 5° Un examen plus prolongé des malades opérées pourra seul faire formuler une opinion ferme sur la valeur définitive de l'opération que nous avons exécutée le premier, croyons-nous. »

Nous ajouterons peu de choses à ces conclusions et nous dirons :

1° Aux méthodes lentes, infidèles, employées contre le prolapsus, on doit préférer une méthode rationnelle, dans laquelle opérant à ciel ouvert, on voit ce que l'on fait, ou agit vite, sûrement, en connaissance de cause ;

2° Le traitement palliatif mécanique est illusoire, car il est souvent dangereux, il peut engendrer des accidents septiques ;

3° Le traitement chirurgical est le seul efficace parmi les différents modes, et l'hystéropexie est la méthode ce choix ; *c'est une opération sérieuse mais non grave.*

4° Celle-ci, grâce à la méthode antiseptique, minutieuse, jalouse d'observer avec rigueur les moindres précautions peut être considérée comme synonyme de cure radicale du prolapsus.

Cette étude a été rédigée sans parti pris, sans idée préconçue ; nous avons eu un seul but : tirer des faits publiés quelques conclusions générales. Ces conclusions, il va sans dire, sont certainement provisoires ;

elles ont besoin pour être infirmées ou confirmées, d'observations plus nombreuses et surtout plus anciennes.

Évitons de condamner sans procès cette méthode. Que d'actes opératoires, réputés jadis comme téméraires, taxés de chimère, ont pris rang et jouissent d'une faveur méritée !

Pesons d'abord ; jugeons ensuite !

BIBLIOGRAPHIE

TRAITEMENT DU PROLAPSUS EN GÉNÉRAL

GENNY. — De l'emploi de l'anneau du pessaire dans la rétroversion et les abaissements de l'utérus. Th. Paris, 1877.

LE FORT. — Nouveau procédé pour la guérison du prolapsus utérin. Bulletin de thérap., 1877.

KALTENBACH. — Totale Extirpation des Uterus von der Scheide ans. Centralblatt für Gyn., 1880.

EUSTACHE. — Traitement de la chute de la matrice. Arch de Tocol., 1882.

SOUTOUGUIN. — Traitement opératoire du prolapsus utérin. Wratch, 1883, n. 18, p. 282. (Revue critique; de LAPARO-HYSTÉROPEXIE il n'en est pas question.)

PERRE. — Note sur les lésions des organes urinaires consécutives à la chute de l'utérus. Progrès médical, 1884.

HEGAR ET KALTENBACH. — Traité de gynécologie opératoire. Traduction. Bar, 1885. — Opérations destinées à guérir le prolapsus utérin, p. 543, mécanisme du prolapsus, p. 549.

TERRILLON. — Chute de l'utérus et de son traitement. Progrès médical, 1887.

TRÉLAT. — Du prolapsus utérin, Clin. de la Charité, 20-25 mai 1887. — Archives de Gynécologie, mai 1888.

A. Schüking. — Die vaginale Ligature des Uterus und ihrer Anvendung bei retroflexion Prolapsus Uteri; in Deutsch med. Woch., p. 217, 4 octobre 1888.

M. Lanneloncue (de Bordeaux). — Leçons de clinique chirurgicale. Traitement du prolapsus utérin, p. 487 et suiv.

Terrillon. — Leçons de clinique chirurgicale, professées à la Salpétrière, Paris, 1889, p. 33 et suiv.

Schultze. — Traité des déviations utérines (1).

Hystéropexie

Kaltenbach. — Beitrag zur Laparotomie bei fibrösen Tumoren des Uterus; in Zeitschrift für Geburtshülfe und Gynœkologie, t. II, p. 183, 1878. (Myôme sous péritonéal du fond de l'utérus pédiculé à sa base. Prolapsus de l'utérus notablement hypertrophié. Disparition du prolapsus par l'extirpation d'un gros myôme pesant 1600 grammes, et par la fixation du fond de l'utérus soulevé à la plaie abdominale.)

Muller. — Fibro-myôme de la grosseur de la tête d'un enfant siégeant dans le corps de l'utérus; allongement considérable et chute de cet organe; extirpation de la tumeur et du fond de l'utérus; guérison (première observ.) — Ueber Extirpation des Uterus; in Correspondenz. Blatt f. Schweizer Aertze, 1878, n⁰ˢ 20-21, p. 609 — 611.

---

(1) Nous ne citons bien entendu que les travaux qui se rapportent directement à notre sujet.

MULLER. — Prolapsus complet et allongement de l'utérus ; Fibrome du corps de l'utérus ; Hystérotomie. (2ᵉ observ.)

— Énorme prolapsus utérin ; laparatomie suivie de la fixation du moignon dans la plaie abdominale ; récidive (1). (1ʳᵉ observ.)

CANEVA. — Extrait de Gazetta degli Opistali, 20 décembre, 1882, n° 102, p. 810.

BRENEKE (de Magdebourg). — Fixation d'un pédicule ovarien à la plaie abdominale pour remédier au prolapsus utérin (1883).
Kyste dermoïde gauche. Prolapsus utérin. Fixation des cornes utérines à la plaie abdominale (1885) (2).

KEHN. — Laparo-hysterotomie wegen totalem Prolapsus Uteri et Vaginæ ; in Berliner Klinische Wochenschrift, 1882, p. 411.

POZZI. — Tumeur de l'ovaire. Prolapsus utérin, fixation du pédicule de l'ovaire à la plaie abdominale (3).

OLSHAUSEN, 1886. — Prolapsus utérin simple (4).

OLSHAUSEN. — Tumeur de l'ovaire. Prolapsus utérin. Ventrofixation complémentaire. (*Idem.*)

(1) Cité par M. le Dʳ Pozzi dans sa revue critique sur l'opération de la ventro-fixation, publiée *in* Gazette médicale de Paris, n° 50, 15 décembre 1888, p. 503.

(2) Kelly. Loc. cit.

(3) Soc. de Chirurgie, 19 novembre 1888 et Gazette médicale de Paris, n° 50, 15 décembre 1888, p. 503.

(4) Ueber Ventrale Operation bei Prolapsus und Retroversio Uteri, in Centralblatt f. Gynäkologie, 23 octobre 1886, n° 43, p. 623. (Communication à la section de gynécologie du 50ᵉ Congrès des naturalistes allemands à Berlin.)

Howard Kelly. — Nouvelle opération pour la correction de certains déplacements utérins. (Philadelphia obstetrical Society, novembre 1886.)

Zweifel. — Centralblat f. Gynækologie, n° 3, 1888.

Sænger. — Ueber operative Behandlung der Retroflexio Uteri. (Centralb. f. Gynæck., 14 et 21 janv. et 18 février 1888.)

Lawson Tait. — Fixation de l'utérus à la plaie abdominale avec ablation des deux ovaires et des deux trompes (1).

Howard Kelly. — Hysterorrhaphy. (Amer. J. of the med. Sc., Mai 1888, p. 468.)

John Phillipps. — On ventral fixation of the uterus for intractable prolapse. (The Lancet, 20 oct. 1888. T. II, p. 761.)

Terrier. — Un cas d'hystérorrhaphie pour prolapsus utérin. (Soc. de Chir., 19 novembre 1888.)

Verchère. — Revue générale sur l'hystérorrhaphie. (Bulletin médical, 2e année, n° 95, 28 nov. 1888, p. 1564-1565.)

Polaillon. — Un cas de ventro-fixation ou hystéropexie. Communication à la Société de Chirurgie de Paris, le 23 janvier 1889 (2).

---

(1) Cité par Kelly. Deuxième article, d'après la relation du Dr Senn, in *Four Months Among the Surgeons of Europ*, p. 51.

(2) Analysée *in* Progrès médical, 2e série, t. IX. n° 4, p. 73, 25 janvier 1889. Comptes rendus de la Soc. de Chir., par Marcel Baudouin et reproduite in Rev. de Chir., par M. Terrier.

TERRIER. — Un cas d'hystérorrhaphie pour prolapsus utérin compliqué de salpingo-ovarite. Société de Chir. 30 janvier 1889 ; in Bullet. Soc. de Chir. Mars, 1889. T. XV, n° 2.

J. R. WEST. — Tumeur ovarienne. Prolapsus concomitant, ovariotomie. Suture du pédicule à la paroi abdominale ; cité par Kelly et in Pittsburg medical Rewiew, vol. 1, p. 280, n° 11.

SCHRŒDER. — Fixation, au cours d'une ovariotomie, de l'utérus prolabé dans l'incision abdominale ; in Traité des maladies des organes génitaux de la femme, p. 216.

LAUWERS. — Revue médicale publiée par les professeurs à la Faculté de médecine de l'Université catholique de Louvain, 8ᵉ année, mars 1889, n° 2, p. 25.

PAWLICK. — Centralblatt für Gynœkologie, n° 13, 1889.

SEMAINE MÉDICALE, 19 juin 1889, p. 201 et suiv. Compte rendu du Troisième Congrès de la Société allemande de Gynécologie, tenu à Fribourg-en-Brisgau, du 12 au 14 juin 1889, par le Dʳ Ch. Boisleux.

E. GARIA. — Etude critique sur le traitement chirurgical contemporain du prolapsus utérin. Thèse Bordeaux, 1889.

TABLE DES MATIÈRES

Paris. — A. PARENT, imp. de la Faculté de méd., A. DAVY, successeur,
52, rue Madame et rue Corneille, 3.

LE PROGRÈS MÉDICAL

JOURNAL DE MÉDECINE, DE CHIRURGIE ET DE PHARMACIE.

Rédacteur en chef: BOURNEVILLE.

Paraissant le samedi par cahier de 24 ou 32 p. in-4° compact sur 3 colonnes.

Un an, 20 fr. — 6 mois, 10 fr.

Pour les étudiants en médecine, un an, 12 fr.

Les bureaux du Progrès Médical sont ouverts de neuf à cinq heures.

ARCHIVES DE NEUROLOGIE. Revue des maladies nerveuses et mentale, paraissant tous les deux mois sous la direction de J.-M. CHARCOT. — Rédacteur en chef: BOURNEVILLE; — Secrétaire de la rédaction: CH. FÉRÉ. — Chaque fascicule se compose de huit à neuf feuilles in-8° carré et de plusieurs planches chromo-lithographiées. Abonnement pour un an: PARIS: 20 fr. — FRANCE et ALGÉRIE: 22 fr. — UNION POSTALE: 23 fr. — OUTRE-MER (en dehors de l'union postale): 25 fr. — Les numéros séparés: 4 fr. 50. — Les abonnements sont reçus aux Bureaux du *Progrès Médical*, 14, rue des Carmes, à Paris et dans tous les bureaux de poste de France, de Belgique, de Suisse, de Hollande, d'Italie, d'Allemagne, des États-Unis et d'Algérie, sans autres frais que le prix de l'abonnement indiqué ci-dessus. Pour les autres pays, prière d'envoyer un mandat-poste avec l'ordre d'abonnement.

BAR (P.). — Le Basiotribe Tarnier, son mode d'emploi, les résultats qu'il permet d'obtenir. Communications faites au Congrès de Copenhague. Broch. in-8 de 23 pages. avec 17 figures. — Prix: 1 fr. — Pour nos abonnés... 70 c.

BONNAIRE (E.). — Recherches anatomiques et anatomo-pathologiques sur le broiement de la tête fœtale, avec quelques considérations particulières sur le mode d'action du basiotribe Tarnier. — Prix: 4 fr. — Pour nos abonnés... 2 fr. 75

BUDIN (P.). — De la tête du fœtus au point de vue de l'obstétrique. Recherches cliniques et expérimentales. Gr. in-8 de 112 pages, avec de nombreux tableaux, 10 figures intercalées dans le texte 35 planches noires et une planche en chromo-lithographie. — Prix: 10 fr. — Pour nos abonnés... 6 fr.

BUDIN (P.). — Recherches sur l'hymen et sur l'orifice vaginal. Brochure in-8 de 40 pages avec 21 figures. — Prix: 1 fr. 50. — Pour nos abonnés... 1 fr.

BUDIN (P.). — De certains cas dans lesquels la docimasie pulmonaire hydrostatique est impuissante à donner la preuve de la respiration. Brochure in-12 de 16 pages. — Prix: 40 c. — Pour nos abonnés... 20 c.

BUDIN (P.). — Obstétrique (Recherches cliniques). Le palper abdominal. — La présentation du siège. — Le releveur de l'anus chez la femme. Brochure in-8 de 48 pages, avec 1 fig. dans le texte. — Prix: 1 fr. 50. — Pour nos abonnés.............................. 1 fr.

BUDIN (P.). — Recherches physiologiques et cliniques sur les accouchements. Brochure in-8 de 34 pages. — Prix: 1 fr. 25. — Pour nos abonnés... 90 c.

BUDIN (P.). — De la situation des œufs et des fœtus dans la grossesse gémellaire et des symptômes qui en résultent. Broch. in-8 de 23 pages avec 8 figures. — Prix: 1 fr. — Pour nos abonnés....... 70 c.

BUDIN (E.). — Note sur une sonde pour pratiquer le lavage de la cavité utérine et d'autres cavités. — Sonde à canal en forme de fer à cheval. Brochure in-8 de 21 pages avec figures dans le texte. — Prix: 1 fr. — Pour nos abonnés............................ 50 c.

PIOT (H.). — De la formation de la bosse du séro sanguin chez les fœtus morts. Brochure in-8 de 15 pages. — Prix: 2 fr. — Pour nos abonnés... 1 fr. 40

PARIS. — Typ. A. PARENT, A. DAVY, succ., imp. de la Faculté de médecine, 52, rue Madame et rue Corneille, 3

www.ingramcontent.com/pod-product-compliance
Ingram Content Group UK Ltd.
Pitfield, Milton Keynes, MK11 3LW, UK
UKHW020832120726
13693UKWH00002B/611